La Historia De
AQUALEAD

Una nueva energía sanadora para una nueva Tierra

Sabine Blais

SILGEROND PRESS

Sabine Blais

Publicado por

Silgerond Press

Gatineau, Québec, Canada

www.silgerond.blogspot.com

sabine.ggr@gmail.com

Impreso y editado en Canadá

Ilustración de la portada: Sabine Blais

Diseño gráfico: ebooklaunch.com

Revisión: Sigrid Macdonald

Versión española de José Antonio Sanz Moral

Catálogo de Publicaciones de la Biblioteca y Archivos de Canadá

(Library and Archives Canada)

Blais, Sabine, 1971 -

La Historia de Aqualead / Sabine Blais

ISBN 978-0-9936322-6-6

"La magia de los elementales reside en su harmonía con la naturaleza y en su amor por los árboles."
- Sabine Blais

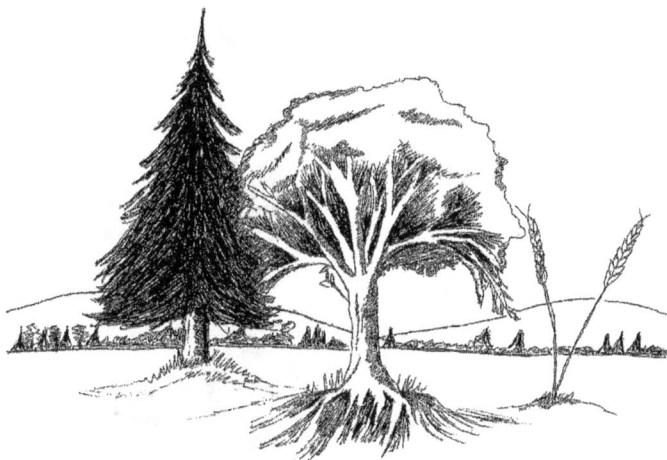

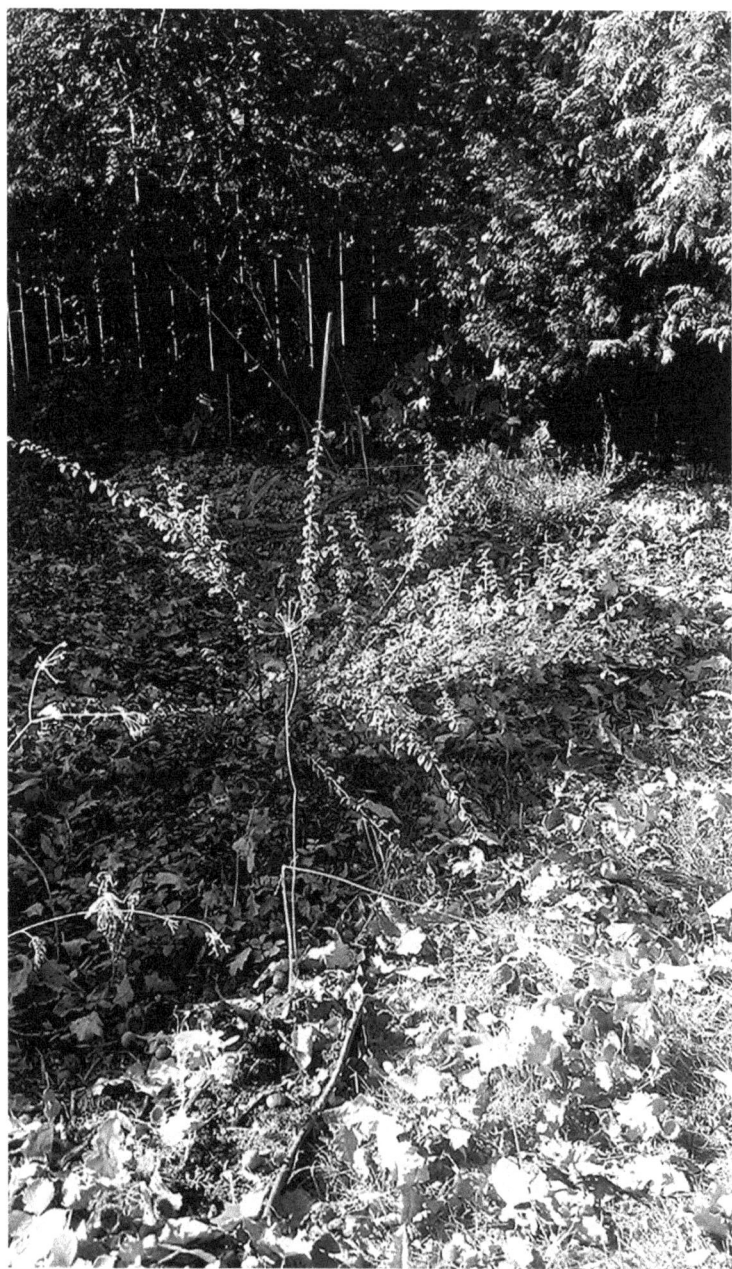

ÍNDICE

Índice De Ilustraciones

Sabine Blais

DEDICATORIA

El presente libro está dedicado a la Madre Tierra, a todos los árboles y a todos los animales que la bendicen con su presencia. Está igualmente dedicado a las fuerzas de la naturaleza y a los cuatro elementos, que mueven todo lo que nos rodea en un ciclo perpetuo de transformación y de renovación. A los guardianes de la Tierra, que velan por el planeta y por todas sus formas de vida desde hace millones de años, y que han sido testigos del nacimiento de la humanidad y de todos sus cambios.

AGRADECIMIENTOS

Quiero expresar mi especial agradecimiento al creciente número de asociaciones Aqualead de todo el mundo por el apoyo que me dispensan, por su perspicacia, así como por su persistente y tenaz trabajo con esta nueva energía sanadora. Estoy igualmente agradecida a los alumnos con los que tenido el honor de trabajar y que me han proporcionado su apoyo desde el principio mismo de este viaje con Aqualead. La confianza y el entusiasmo demostrados por mis amigos hacia Aqualead cuando ésta surgió en Argentina me confirmó que se trataba de un hecho real, y que era exactamente *lo que se pretendía que fuera.*

Quiero extender mi agradecimiento a mi amigo Andrés Gosis de Buenos Aires, la primera persona que se puso en contacto con la energía de Aqualead cuando ésta fue transmitida. Él recibió la primera sesión curativa e iniciación de Aqualead.

Quiero igualmente extender mi especial agradecimiento a los Maestros de Aqualead Claudio Fafián, Ana Zanuy, Jime del Hierro, Julio Magnoli y Maria Magdalena Vivas Mansilla de Buenos Aires (Capital) por su intense trabajo, a Marian Gillyatt de la provincia de Buenos Aires, Roberto Camino, Lorena Muiños y Claudia Córdoba por su permanente amistad y afectuosa presencia. A Patricio Simini y Christine Johnson de Bariloche (sur de Argentina) por su inquebrantable apoyo y a mis queridos amigos Liliana Sánchez de Ron, Ana María Sequalino, Marisa Ferrer, Federico González, Alfonsina D'Attellis, Erica Agüero y Mirian Ana Spinelli de Rosario, Santa Fe; a Sandra Paquez and Dario Verón de las sierras de Capilla del Monte, Córdoba, que nos abrieron sus puertas en su centro de sanación en la sierra, así como a Marcela Barrios de la Ciudad de Córdoba.

Aprovecho la oportunidad para darle las gracias a mi profesor de Kung Fu en Belgrano y a otros en Buenos Aires por el estímulo que me han proporcionado.

En Canadá quiero expresar mi agradecimiento a mi madre Josée Gaspard Blais, mi Maestra de Reiki Maria Trumbach de Ottawa y a mi gran amiga y Maestra de Aqualead Celeste Grenon de Vancouver, Columbia Británica por su inmenso apoyo.

Igualmente quiero dar las gracias a María Shanko y Vigdis Steinthorsdóttir de Reykjavik, Islandia y a Sara Ramírez, de Nueva Jersey, Estados Unidos, así como a Carlos Villa Guzmán y a Silvia Medina de México, y Mauricio Bentos y Sabrina Zapata de Uruguay por desempeñar un papel crucial en la difusión de Aqualead por todo el mundo. Todas estas magníficas personas me sirvieron de inspiración para escribir el presente libro.

Mi inmensa gratitud también para los guías que siempre me acompañan, los eternos y sabios seres elementales que me rodean, por su presencia constante que siento cuando trabajo con Aqualead o cuando enseño Aqualead. A mis maestros quienes, desde lejanos ámbitos, me enviaron este regalo, y por despertar la maestra que había en mí. Todos somos uno.

Prólogo

Este libro narra el recorrido y la evolución de Aqualead durante los primeros cinco años de su presencia desde sus comienzos. A pesar de sus pocos años de existencia, han sucedido muchos cambios, acontecimientos y transformaciones a los niveles personal, emocional y medioambiental con la presencia y con el uso de Aqualead. Estos cambios nos afectaron profundamente a muchos de los que desde hace años trabajamos diligentemente con esta nueva energía. Hay personas- como yo misma- para quienes la llegada de Aqualead significó un punto de inflexión en su vida.

Aun cuando las presentes memorias representan una compilación de mis experiencias y de mis observaciones, después de servir de canal para Aqualead y de enseñarlo en diferentes zonas del mundo, no soy yo sola quien escribe las páginas de este libro. Sin los centenares de practicantes y de Maestros de Aqualead en todo el mundo, y sin el creciente apoyo hacia Aqualead, no me habría puesto a escribir el libro. Escribo este libro teniéndolos presentes a todos ellos, las asociaciones Aqualead de todo el mundo, las vidas de cuyos integrantes se vieron transformadas por Aqualead, y que comparten la sensación de haber llegado a una parte de sí mismos que creían olvidada. Es esa sensación de unidad y el deseo de cambio lo que incita a tanta gente a aprender Aqualead, la misma sensación que deseo transmitirle a Usted, lector, cuando lea estas páginas.

A lo largo del libro utilizaré la primera persona, lo cual

no significa que quiera atribuirme todo el mérito y toda la gloria de este enorme esfuerzo. Utilizo la primera persona porque desde el principio mismo nadie más había previamente establecido contacto con esta energía nueva, y yo era la única persona que mantenía los recuerdos y experiencias de cómo Aqualead pudo entrar en este mundo turbulento de una manera tan oportuna. Hablo en nombre de un sólido y orgulloso grupo de sanadores, algunos de ellos ya con cierta experiencia en la aplicación de esta energía, otros sin ella, pero que comparten el mismo deseo: presenciar la sanación de nuestro planeta, la restauración de la naturaleza y hacer de este mundo un lugar mejor y más seguro para todos los seres vivos.

Este libro pretende ser una visión de conjunto de Aqualead, de sus orígenes, de sus objetivos y de cómo llegó a ser. Desde el principio siempre tuve clara que este libro tenía que ser accesible a *todo el mundo*, independientemente de su experiencia previa, de sus conocimientos de Aqualead o de su formación. Este libro no es un manual de entrenamiento, exclusive para quienes aprenden Aqualead, tampoco lo es para los practicantes o Maestros de Aqualead. No es para su uso en clases o seminarios de Aqualead como parte del Programa Aqualead con el objeto de aprender la modalidad. En vez de ello, cualquier persona y todo el mundo puede leerlo, y espero que disfruten de la experiencia de ver el mundo desde la perspectiva de un sanador medioambiental, que trabaja con nuevas herramientas.

En la introducción se explica y se describe toda la información sobre la modalidad Aqualead en sí misma. También se facilita información complementaria para facilitar al lector no experimentado la comprensión de conceptos como *iniciación* y ser elemental. En los nuevos capítulos que siguen explico cómo surgió y se difundió Aqualead y mi experiencia práctica con esta nueva energía desconocida hasta entonces. Añado algunas reflexiones en los capítulos restantes sobre la práctica de Aqualead y sobre la relación esencial que una a los practicantes y Maestros de Aqualead con los elementos de la naturaleza y con sus moradores. Aqualead nos recuerda que el *exterior* y la *naturaleza* no son lugares alejados o distantes, sino que constituyen nuestro entorno inmediato.

Al escribir el libro presté especial atención a mantener la integridad de la modalidad a su principio de independencia respecto al mundo natural. Estaba absolutamente convencida de que este libro tenía que escribirse en Canadá, para que Aqualead pudiera presentarse oficialmente en el mundo y para que la energía se expresara en sí misma. Después de cinco años de existencia en este mundo y en esta dimensión, este encuentro tenía por fuerza que ocurrir. Espero que la presentación de este libro no altere el mensaje subyacente a esta energía elemental y a su independencia respecto a obligaciones de orden económico. Veo más bien este libro como un vehículo útil para difundir por todo el mundo la información y el conocimiento de este nuevo método de sanación. Cuantas más personas sepan de la existencia de Aqualead, más serán los que compartan las buenas noticias.

Igualmente espero que, tras leer estas páginas, los lectores se percatarán mejor de las nuevas y sutiles energías que han entrado en este mundo y de que, a pesar del daño que se la causado al planeta en tan poco tiempo, *recibimos ayuda*. La reciente llegada de Aqualead a nuestro mundo ya ha dado la señal de que estamos recibiendo esta ayuda, ya que ahora disponemos de nuevas herramientas que nos permiten hacer más por este planeta para así poder ayudarle a recuperar su equilibrio y su pureza inicial. Que este regalo que hemos recibido y descubierto mediante Aqualead les llegue a Ustedes, lectores de *La Historia de Aqualead: Una nueva energía sanadora para una nueva Tierra*. Que, al leer este libro, restablezcan la conexión con el elemento que yace en nuestro interior, en cada una de nuestras células: *el agua*. Quizás, al leer este libro y al saber más de Aqualead, se sientan inclinados a ser parte de esta mágica y elemental energía, y a entrar a formar parte de esta nueva familia.

Sabine Blais
8 de Agosto del 2013.

Introducción

El tema de Aqualead y su repercusión en el mundo exterior constituye un tema muy amplio. Antes de que los lectores comiencen a leer los capítulos de este libro he creído necesario, por medio de la presente introducción, presentar una visión de conjunto de qué es Aqualead, en qué consiste y el programa general de formación que se ha establecido. Por ello, la presente sección resultará de especial utilidad a la hora de ayudar a los lectores a entender determinados términos y a sentirse más cómodo con el contexto y con el tema de este libro. Esta orientación inicial para los que no saben qué es Aqualead y cómo funciona la energía resulta, en mi opinión, esencial para entender mejor el contenido del libro.

El libro se divide en tres partes. La primera trata de mi experiencia personal al desplazarme a Argentina y al descubrir Aqualead mientras vivía en Buenos Aires. Los capítulos narran igualmente mis viajes y encuentros con otros sanadores mientras cultivaba esta nueva modalidad. La segunda parte examina el conjunto de prácticas relacionadas con Aqualead y mi narración y observaciones personales de su práctica, así como con otros practicantes y maestros. La tercera parte se centra en la naturaleza misma y en cómo Aqualead puede ayudar y reequilibrar la Tierra desde diversos ángulos, como por ejemplo la sanación de los océanos, la protección de los bosques y una mayor sensibilización hacia los animales. Al libro se le han añadido dos apéndices; el Apéndice I contiene los principios de Aqualead, que reflejan el ideario general subyacente a la práctica de Aqualead. El Apéndice II contiene 12 principios que todo el mundo debe seguir para ayuda para ayudar a la Tierra a hacerse más verde y más sana.

Añado a continuación información general sobre Aqualead que explica qué es esta energía. Se trata solo de una visión de conjunto destinada a preparar y a ayudar a lectores no iniciados a abordar el tema de este libro y a seguirlo durante los capítulos. He incluido también una breve explicación de los seres elementales, tema que aparece a menudo en el ámbito de Aqualead. Con ello espero que los lectores no se sientan perdidos ni rezagados mientras leen las páginas de este libro.

I. Descripción general

Aqualead es una energía nueva que cura el agua de los seres vivos y del medio ambiente. El nombre incorpora la palabra *aqua*, que recuerda a agua, sin embargo ni es una fuente de agua ni tiene nada que ver con ningún deporte acuático ni con ninguna actividad realizada bajo el agua. Esta nueva energía sanadora fue transmitida en el centro de la ciudad de Buenos Aires, Argentina, el 30 de agosto del 2008. Aqualead es una energía que muestra una estrecha afinidad con el agua y que tiene un efecto purificador en el medio ambiente y en los organismos vivos. Sin embargo, quienes empiezan a aprender Aqualead se dan pronto cuenta de que sanar el agua es sólo el principio de lo que Aqualead puede hacer, ya que esta energía puede hacer mucho más que simplemente descontaminar el agua.

Se trata de una energía sutil que nos es enviada desde

una zona diferente del universo. La energía de Aqualead es una *energía elemental,* y proporciona una sensación natural pero poderosa. Crea una poderosa conexión con los elementos y seres de la naturaleza y con la Tierra misma. Aqualead representa un equilibrio, es una energía de muy alta frecuencia relacionada con el reino de los ángeles, y al mismo tiempo, muy elemental y centrada en sanar y reequilibrar la naturaleza. La energía es sabia e inteligente y guía al practicante o maestro en su práctica de la energía y en su vida cotidiana. El término Aqualead se aplica a la energía en sí misma, así como a la modalidad o al método de sanación. La energía de Aqualead se aplica o se transmite a una persona o ser vivo a través de las manos. También se puede enviar a distancia para realizar una sanación.

El proceso de transmisión de Aqualead fue completamente inesperado y, en tanto que contrario a lo que muchos puedan asumir, yo no estaba en estado de trance ni de profunda meditación cuando sucedió. Al ser una energía sanadora, Aqualead solo se usa para producir resultados positivos o para crear un efecto sanador en una situación determinada. Aqualead no es negativa, ni puede usarse para fines negativos. Es más bien un angélico rayo de energía de vibraciones de muy alto nivel, y al principio del proceso de transmisión había un ángel a mi lado. Su nombre es Ariel, al que ya conocía de actividades energéticas previas con ángeles. Tras mis investigaciones descubrí que el ángel Ariel es el ángel que supervise la Tierra y que está estrechamente relacionado con el elemento agua, algo que desconocía en el momento de la transmisión. Aqualead no tiene su origen en este mundo. Llegó aquí desde otra zona del universo; aparte de tener una frecuencia energética más elevada que la nuestra, Aqualead es también de una dimensión más elevada. Se trata de una energía nueva que nos llega desde otro mundo la cual, al estar presente entre nosotros, contribuye a guiar a este mundo hacia un cambio evolutivo hacia una dimensión más elevada.

Aqualead proporciona una sensación bastante ponderosa y, para quienes ya estén familiarizados con el Reiki y se inician en Aqualead, la diferencia entre ambas energías resulta evidente. Aqualead tiene unas características diferentes del Reiki, es una energía más dinámica y expresiva y que actúa muy rápidamente. Conviene recordar que Aqualead *no* es Reiki ni un estilo de Reiki, a pesar del parecido en la práctica de las mismas, se trata de una energía completamente nueva y distintiva. Al ser una modalidad de energía curativa, Aqualead se sitúa entre las terapias holísticas y otras prácticas curativas energéticas. Se la puede comparar con un movimiento ecológico, relacionada con asociaciones para la protección de la naturaleza y grupos de defensa de los derechos de los animales; Aqualead hunde sus raíces en la naturaleza, los árboles, la fauna y los cursos naturales de agua. Este método de sanación no es una religión ni está asociado a ninguna confesión religiosa. A pesar de que un ángel estuvo presente durante la fase inicial de transmisión de Aqualead, no constituye el culto al ángel Ariel ni a deidad alguna. La espiritualidad de Aqualead no procede de ningún trasfondo religioso sino del trabajo con una sutil energía sanadora que aporta Luz al mundo y de escuchar al universo mientras se presta atención a la guía que éste nos envía.

II. El objetivo de Aqualead

Aqualead es un método terapéutico de sanación que se

practica mediante la imposición de manos. Puede ejercerse sobre otro ser humano y también como autosanación. El objetivo inicial de Aqualead fue sanar el agua, lo cual no implica que haya de considerarse al agua como un paciente que tiene una enfermedad, sino más bien que la sanación ejercida en el agua mediante Aqualead constituye un acto de *descontaminación*. El agua es esencialmente pura e inocente en su estado natural. Es un elemento mutable que puede imitar o reflejar el entorno que la rodea. Tiene la capacidad de capturar y retener información y, como cualquier ordenador, puede programarse con mensajes, códigos o frecuencias energéticas diversas. La proximidad de las ciudades humanas a los cursos de agua hará que ésta refleje el estado de ánimo de sus habitantes. La contaminación no solo se produce a nivel químico sino también a los niveles energético y emotivo. La energía Aqualead tiene la capacidad de eliminar cualquier energía inferior o no deseada y de limpiar el agua para devolverla a su estado inicial, ya sea en el medio ambiente o en el seno de un ser vivo. Los ríos, los lagos y los océanos pueden retener la violencia, la rabia y la crueldad generadas por la agresión humana, por los delitos y por las guerras. El cambio se inicia cuando reprogramamos el agua y sustituimos estas energías inferiores con algo más pacífico y positivo.

La mayor parte de la contaminación medioambiental de la Tierra se debe a la contaminación del agua a causa de las actividades humanas. La mayor parte de la superficie del planeta está cubierta de agua, de la que siempre hay un porcentaje en la atmósfera en forma de nubes, de neblina o de lluvia. Sin embargo, Aqualead puede hacer mucho más que simplemente sanar el agua; a través de los diferentes símbolos utilizados puede funcionar mediante los muchos y diferentes aspectos de la sanación, lo cual nos lleva más allá del ámbito del agua. La energía Aqualead, por ejemplo, puede facilitar la comunicación entre humanos y animales mediante el uso de un determinado símbolo que fomente la comprensión y la influencia recíproca afectuosa entre todas las criaturas. Esa misma función actúa fomentando la telepatía entre las mentes de seres diferentes. Aqualead actúa igualmente en la agricultura y en el crecimiento de las plantas, al promover una agricultura sana, orgánica y sostenible. Las actividades de sanación pueden por tanto centrarse en los árboles, en el crecimiento de las plantas y en la protección de los bosques.

A medida que los practicantes avanzan en su trabajo con Aqualead podrán centrar sus actividades con la misma a un nivel más abstracto y abordar temas no necesariamente relacionados con el agua o con la naturaleza. Con Aqualead resulta posible disipar la energía negativa y transformar en positivo prácticamente cualquier situación hasta llevarla a un nivel u orden más elevados. Con Aqualead se puede promover la paz y la justicia, además de fomentar y facilitar las artes y apoyar las obras de los artistas. Podemos comprobar que la práctica de Aqualead constituye un universo en sí misma y se convierte en un estímulo nuevo para los sanadores que se inician en y exploran este viaje. La práctica de Aqualead prepara también el camino a nuevas formas alternativas de energía y elevar un peldaño los límites de nuestras capacidades habituales.

III. Ecologismo y derechos de los animales

Debido a la naturaleza de esta energía la práctica de Aqualead se centra en temas medioambientales, la conservación, la protección de la fauna y en la reducción de la violencia ejercida por los humanos sobre los animales. En nuestros días aumenta la preocupación por temas de actualidad, como por ejemplo el derretimiento de los casquetes polares, la producción de alimentos genéticamente modificados, el cambio climático y la persistente caza furtiva de especies en peligro. Estos temas pueden abordarse específicamente con la energía de Aqualead. Esta energía está aquí para abordarlos de la forma más directa y eficaz. Para este tipo de situaciones se hacía necesaria una energía más enfocada y concentrada, y Aqualead lo hace de una forma casi dinámica y penetrante. Mejor todavía: la energía se puede enviar a distancia, sin estar físicamente presentes ni expuestos a peligro alguno.

Las sanaciones en grupo resultan especialmente eficaces al abordar temas medioambientales o de conservación. Los sanadores pueden elegir reunirse en un lugar concreto y enviar energía a la zona de agua al mismo tiempo al unísono. No obstante esto se puede también realizar a distancia, sin que los sanadores estén siquiera físicamente presentes en el mismo lugar, ya que pueden elegir un momento dado y enviar todos ellos la energía Aqualead al mismo tiempo, incluso desde diferentes zonas del mundo. Todos los practicantes de Aqualead pueden sanar a distancia, una capacidad que no está reservada a niveles específicos de Aqualead. Los sanadores podrían enviar Aqualead al unísono a un río o al océano para descontaminarlos, o dirigirla a un grupo de personas o a una organización - como por ejemplo una empresa- para sensibilizarlos sobre problema de la contaminación y generar resultados más positivos en material de medio ambiente. La energía también se puede enviar a una persona para sanar el agua de sus tejidos y mejorar así su salud y su bienestar.

Aqualead se caracteriza por fomentar la sensibilidad y la intuición del individuo. En este sentido se ha podido constatar un mayor grado de sensibilidad hacia la vida animal y hacia la necesidad de respetarla. La intensificación de la vibración energética permite a las personas alcanzar niveles más elevados de percepción y experimentar estos cambios en sus cuerpos y en sus hábitos. Tras aprender Aqualead era frecuente que algunas personas cambiaran sus hábitos alimentarios y dejaran de lado determinados tipos de alimentos -como carne y azúcar- o limitaran el consumo de otros como el café y en su lugar bebieran más agua. Muchos de los nuevos practicantes de Aqualead también han notado cambios en sus relaciones personales y las han interrumpido con determinadas personas, atrayendo a nuevas personas e incorporando a sus vidas nuevas relaciones. Esta profunda transformación se hizo patente en muchas personas que empezaron a aprender Aqualead: su estado general de salud mejoró, una nueva luz apareció en sus rostros y lograron mayores niveles de alegría y de felicidad personal. Algunos se hicieron vegetarianos, otros profundizaron en sus prácticas espirituales y otros se convirtieron en fieles profesores de la modalidad y aún tienen muchos alumnos.

Muchos practicantes y Maestros de Aqualead profundizan en su relación con la naturaleza misma al retirarse o al caminar con mayor frecuencia por bosques y campos. Parece ser que Aqualead hace florecer al *Duende* a algunas personas. Por dicho motivo, cuando se entra en el mundo de Aqualead, es inevitable acercarse más a la naturaleza. Muchas personas que participan de esta energía se convierten también en el equivalente de *Activistas ecológicos* o de

Defensores de los derechos de los animales, sin embargo, la necesidad que el mundo tiene de dichas personas resulta evidente, y tienen todo el apoyo de Aqualead. Podemos comprobar cómo esta energía pretende equilibrar toda la vida en la Tierra, a devolver a este planeta a su estado inicial de pureza y a aportar un mayor grado de justicia a todo tipo de vida.

IV. Nota sobre los seres elementales

El término *seres elementales* se presenta a menudo al analizar la energía Aqualead. Un ser elemental es un ser de la naturaleza que se suele encontrar en hábitats naturales como los árboles, los lagos o las montañas. Hay muchos tipos diferentes de seres elementales y pueden vivir en diferentes lugares. La mayoría de las personas que sintonizan con energías más elevadas no son capaces de ver ni de percibir los seres elementales, que para ellos les resultan invisibles. Se necesita tener un mayor grado de consciencia y una percepción agudizada para verlos, para oírlos y para interactuar con ellos. Sin embargo, hay personas que pueden tener encuentros con ellos cuando menos se lo esperan.

Los seres elementales presentan una amplia gama de formas y de tamaños, y aparecen en muchas culturas diferentes: Hadas, Elfos, Gnomos, Gigantes y Trolls. Otros tipos de seres elementales, también conocidos como *personajes de cuentos de hadas,* son los Enanos, "Brownies", "Kobolds" "Pixies", los *Sidhe* y las Sirenas. Algunos seres elementales tienen capacidad para *cambiar de forma,* como los Gigantes y algunas Hadas, que adoptan la forma de su entorno; los hay que pueden presentarse en forma de animales, árboles, plantas o rocas. Según su tipo los seres elementales pueden ir desde una altura de sólo tres pulgadas a varios centenares de pies, y hasta el tamaño (y el aspecto) de una montaña. Los Gnomos y las Hadas son los seres elementales más conocidos y a menudo se les denomina *Enanitos* en diferentes zonas de Occidente. Los Elfos son considerados los más altos y *sabios* de los seres elementales, su tamaño es aproximadamente el de un ser humano. Desde el punto de vista espiritual los Elfos están más adelantados que otras razas de seres elementales.

Entre los seres elementales de determinados países o característicos de determinadas culturas tenemos los *Leprechauns* y los Sidhe (pronunciado Shii), típicos de Irlanda. En Argentina los seres del bosque reciben el nombre de *Duendes* o *Abuelitos*. Los Kobolds son frecuentes en el folclore alemán mientras que el conocimiento y las apariciones de los Elfos aparecen generalizados y fuertemente enraizados en las culturas islandesa y escandinava. En Francia y en el Canadá francés a los Gnomos se les conoce con los nombres de *Lutins* o *Farfadets*. Además de en los típicos bosques, en los que más probabilidad hay de encontrarse con las Hadas, los seres elementales pueden también verse en montañas, campos, lagos, viviendo bajo el agua en el océano y en la costa. En Islandia muchos seres elementales habitan en el interior de rocas y de piedras, lo que les confiere un aspecto misterioso, similar a seres vivos. Algunos de ellos pueden optar por vivir en residencias humanas y realizar tareas caseras alrededor de las casas, como por ejemplo los Brownies. Existen seres elementales relacionados con cada uno de los cuatro elementos presentes en la naturaleza: (agua, aire, fuego y tierra). Y en el interior de cada uno de nosotros existe lo que se conoce como *Elemento Esencial del Cuerpo*, con el cual es posible establecer comunicación.

Percatarse de la presencia de estos seres nos permite darnos cuenta de cuán vivas y presentes están las fuerzas de la naturaleza que nos rodean. Los seres elementales ejercen su influencia sobre los seres de la naturaleza y ejercen su función como guardianes y protectores de la los bosques, de los animales, del agua y de las montañas. Podemos ver que la naturaleza está llena de espíritu y de vida inteligente y que dicha presencia, al igual que la nuestra, debe reconocerse y respetarse. La energía de Aqualead transforma sustancialmente nuestra frecuencia energética para así facilitar la percepción de los Seres Mágicos e incluso la comunicación con ellos. Los seres elementales siempre están deseando cooperar con los humanos en el objetivo común de salvar la tierra y de proteger de la destrucción humana los espacios naturales. Al fin y al cabo los espacios naturales constituyen su hogar. Parece que el apoyo añadido que proporciona la energía les es necesario a los seres vivos, y esperamos que produzca cambios positivos en el reino mismo de la naturaleza, probablemente de manera más que sorprendente.

V. El programa Aqualead

El Programa Aqualead constituye la parte esencial de los contenidos del curso impartido a todos los alumnos y se divide en tres niveles definidos. El programa es una guía establecida y unificada en cualquier lugar del mundo en el que se enseñe Aqualead. La práctica y la enseñanza de Aqualead está por tanto estandarizada en todo el mundo, por lo cual fundé el Centro Internacional de Aqualead en el 2010. Ello asegura la continuidad, la consistencia y la calidad de las enseñanzas que los alumnos de todo el mundo recibirán. También asegura que la iniciación será realizada por los Maestros de Aqualead de la misma manera, asegurando así que la modalidad será transmitida y seguirá ella misma propagándose durante años y años. Los tres niveles de Aqualead son los siguientes:

Aqualead Nivel I - Sanación del Agua de los Seres Vivos:

Este nivel se centra en sanar el agua del interior de los organismos vivos e incluye un componente de comunicación animal. Se presenta Aqualead al alumno y se le enseña cómo impartir la sesión de sanación, aprende los dos primeros símbolos y cómo proceder a la primera meditación. El alumno recibe la iniciación Aqualead del primer nivel y a continuación practica en la clase la sesión de sanación y la sanación a distancia. *Para esta clase no hay requisito previo.*

Aqualead Nivel II - Sanación del Medio Ambiente:

Este nivel se centra en la sanación del medio ambiente; implica la sanación del agua por todo el planeta; se ocupa de la agricultura y de la vida de las plantas; transforma situaciones, fomenta la capacidad creadora y en transformar energías inferiores y negativas para elevarlas a un nivel superior. El alumno aprende los siguientes tres símbolos y recibe la iniciación del segundo nivel de Aqualead. Durante la clase se lleva a cabo una práctica de sanación a distancia. *Requisito previo: Aqualead nivel I.*

Maestría de Aqualead (Nivel III) - Manifestación:

Este nivel se centra en la manifestación y en la enseñanza de Aqualead; el alumno aprende cómo atraer y manifestar el agua; nuevas formas de energía alternativas; cómo sanar a distancia mediante el uso de cristales; cómo enseñar Aqualead y facilitar las iniciaciones. El alumno aprende los cuatro últimos símbolos y la tercera meditación; recibe la iniciación de nivel de Maestría y a continuación procede a impartir una iniciación. *Requisito previo: Aqualead nivel II y un mínimo de cuatro meses de experiencia.*

Para practicar Aqualead los alumnos deben recibir la *iniciación* en la clase de un Maestro reconocido de Aqualead. La *iniciación* es el proceso mediante el cual el Maestro abre los centros de energía del alumno (llamados *chakras).* Este proceso permite al receptor (el alumno) convertirse en canal de la energía, que podrá transmitir posteriormente a otra persona o a otro ser vivo en la sesión de sanación, o bien enviarla a distancia. La iniciación es permanente: una vez se ha adquirido Aqualead se conserva de por vida. Cada nivel de Aqualead tiene un nivel diferente de iniciación. Sin embargo no hay clases ni iniciación a distancia de Aqualead y todas las clases deben impartirse de forma presencial con el Maestro.

Entre los niveles de Aqualead hay un periodo mínimo de espera. Entre los dos primeros niveles será de un mínimo de 24 horas. El motivo es permitir descansar al alumno tras haber recibido una iniciación y dejar que esta energía se pose en el cuerpo físico del alumno. Tras recibir una iniciación la energía de la persona experimentará ciertos cambios que serán físicamente percibidos. Los alumnos suelen experimentar fatiga, sed u orinan frecuentemente a medida que el cuerpo se desprende de toxinas, pero puede que también experimenten descargas emocionales y mentales. Todo ello es frecuente, sobre todo después de la primera clase de Aqualead. Por dicho motivo es absolutamente necesario que los alumnos descansen después de recibir una iniciación. Es preferible que esperen más tiempo para así para integrar los nuevos conocimientos y practicar el uso de esta nueva energía. Aprender una modalidad de sanación requiere determinado proceso, y cada persona tiene su propio ritmo. Sin embargo, el periodo de espera entre el segundo nivel y el nivel de Maestría es de un mínimo de cuatro meses. Antes de acometer el nivel de Maestría los alumnos necesitan más tiempo y preparación, así como una práctica más frecuente con la energía para conocerla bien y entender plenamente su significado. El nivel de Maestría de Aqualead será examinado en un posterior capítulo.

La edad mínima para recibir una iniciación de Aqualead es de cinco años. El motivo es que en estos momentos está disponible un programa *Aqualead para Niños* esencialmente destinado a padres que son Maestros de Aqualead y que desean enseñárselo a sus hijos. El programa está destinado a niños de entre cinco y dieciséis años. Los de menor edad no practican íntegramente la sesión de Aqualead; se les inicia a los primeros símbolos y se les conciencia de conectar con el agua, con la naturaleza y con los animales. El programa para niños es de gran sencillez, apropiado para su edad. Esta presentación de Aqualead para niños fue gradual al principio, y no estuvo carente de reservas y de precaución por mi parte. Al principio la energía, al ser nueva, fue abrumadoramente poderosa; sin embargo, a medida que avanzaba la fase de adaptación, la energía parecía un poco más manejable. Bajé los límites de edad y luego, poco a poco, permití que se enseñara Aqualead a los niños debido a la gran demanda de padres de Aqualead que querían iniciar a sus hijos en la energía.

Al igual que con el Programa Aqualead regular, *Aqualead para Niños* tiene unas directrices concretas que especifican los límites de edad y los contenidos para cada nivel. El programa para niños funciona desde hace dos años con gran éxito. En posteriores capítulos de este libro se analizan otras prácticas y añadidos al Programa Aqualead.

VI. Asociaciones en todo el mundo

Cuando sea el momento para que una nueva energía llegue a este mundo resulta interesante saber a través de quién la energía misma se manifestará, y en qué parte del mundo. Me pareció interesante que, siendo una canadiense que vive en la zona de Gatineau, justo al otro lado del río del lugar en que nací, no transmití Aqualead en al Valle de Ottawa, en la comodidad de mi propio patio. En vez de ello acabé volando seis mil millas al sur, a un país lejano en el otro extremo del planeta. Por alguna razón Aqualead necesitaba aparecer en el mundo en Argentina, y en ningún otro lugar. Por supuesto yo no conocía el motivo por el que me sentía tan atraída hacia Argentina cuando salí de Canadá en el 2006. Tampoco esperaba ir allí para cumplir una misión específica. Lo que sí sé es que tan pronto como apareció Aqualead entendí inmediatamente el motivo por el que estaba allí. Supongo que los guías que me enviaron esta energía querían que ésta hiciera su aparición en aquella zona del mundo, y parece que hay mucha más gente que aprende y practica Aqualead en Argentina que en cualquier otra parte del mundo. Tal vez sea que la gente de allí se muestra más dispuesta y receptiva a la nueva energía, o que tenga algo que ver con la proximidad de la Antártida. Quizá mis guías sabían que la energía podía expandirse más rápidamente por las Américas y por todo el mundo a través de Argentina. Lo que sí sé es que hay una estrecha conexión entre Aqualead y su lugar de nacimiento, en el extremo sur de América.

Sabine Blais

Una vez Aqualead se asentó en Argentina, sobre todo tras extenderse desde el interior del país en noviembre del 2009, empezó a expandirse a otros países, ya sea por mí misma o mediante otros Maestros. Los primeros dos Maestros procedentes de México recibieron la formación en Puerto Iguazú, Misiones, Argentina, en enero del 2010, cuando visité las cataratas del Iguazú en la frontera con Brasil. El primer Maestro de Aqualead procedente de Uruguay fue iniciado en Capilla del Monte, Córdoba, de otro Maestro y de mí misma en marzo del 2010. Luego vino Canadá, donde inicié a varios Maestros en la zona de Ottawa al volver a casa de visita durante las vacaciones de Navidad del 2010. En el periodo de unos pocos años aparecieron Maestros de Aqualead en Chile, España, Islandia, Estados Unidos, Noruega, Suecia, Croacia, Brasil, Italia y Colombia. Entretanto Aqualead continuó su expansión a gran escala por toda Argentina en diversas provincias. En febrero del 2013 pude contar un total de 1062 Maestros de Aqualead en todo el mundo, de los cuales 932 sólo en Argentina. Estos datos se refieren únicamente a Maestros de Aqualead; si se incluyeran todos los practicantes la cifra podría fácilmente doblarse.

Parece que era necesario que Aqualead estuviera aquí y que una nueva energía hizo su aparición en Suramérica, a lo cual me mostré fácilmente receptiva. Varios de mis alumnos en Argentina me comentaron la sensación *urgente* que experimentaron tras oír hablar de Aqualead. Muchos decían que los símbolos de Aqualead les resultaron conocidos nada más verlos. Desde el principio lo que se percibió de Aqualead fue la experiencia de conexión que aporta a todos los que participan en ella. La energía parece tener un efecto unificador sobre las personas y tiende a unirlas. Los alumnos de Aqualead suelen mantener la amistad, organizar reuniones y constituir una asociación. Los practicantes y los Maestros de Aqualead tienden a formar grandes grupos, a la manera de familias. Estas familiar y grupos se dejan ver en los medios sociales, pero también a nivel personal e individual. Mientras sigamos trabajando y avanzando con esta nueva energía las relaciones entre nosotros seguirán intensificándose. Parece que los elevados niveles de consciencia y el deseo de proteger y de defender la Tierra refuerza nuestra relación mutua: con la Tierra, con toda la vida que alberga y con los seres elementales. Aqualead ha venido para recordarnos que no estamos solos, que todos somos uno, independiente de la zona del universo de la que procedamos.

Primera Parte

EL NACIMIENTO DE AQUALEAD

Capítulo I

Orígenes

I. Conectando con el agua

Desde las primeras etapas de la evolución de la vida en el planeta el agua ha constituido el inicio en la Tierra de todos los seres vivos que mantiene. Cualquier tema relacionado con el medio ambiente se centra en la falta de agua o en su contaminación. Ha aumentado la preocupación por el destino de los océanos y de las fuentes de agua potable, además de por el futuro de la vida en la Tierra. Ha surgido inquietud respecto a lo que la humanidad pone en el agua que consumimos, como es el caso de los productos químicos añadidos al agua del grifo. Vivimos en una época de rápidos cambios y transformaciones de la consciencia, y el agua nos conecta con este mayor nivel de sensibilidad. En los últimos cien años se han dejado notar cambios en el clima de la Tierra, en sus hábitats naturales y en las poblaciones de todo el mundo. Desde el nacimiento de la era industrial se ha intensificado la contaminación del agua, del suelo y del aire que, junto con la desforestación, ha llevado a algunas especies al borde de la extinción. La explotación de los combustibles fósiles y las prospecciones petrolíferas en el mar ha ejercido presión sobre los ecosistemas y afectado la fauna marina hasta alcanzar niveles alarmantes.

Con la aparición de todos estos signos de agotamiento procedentes de los hábitats naturales destruidos, de las especies animales y vegetales, ha aumentado nuestra inquietud por el futuro de la especie humana. Podemos preguntarnos; *¿Cuánto tiempo aguantará la Tierra?* Parece que muchos esfuerzos realizados para salvar la Tierra se han visto frustrados por diversos reveses. Sin embargo, a pesar de estas tendencias destructivas, la humanidad se ha plantado, crece una Luz, y esta nueva Luz ha atraído a algunos hacia un camino nuevo. Esto es una parte de la transformación que viene ocurriendo desde las pasadas décadas, cuando empezaron a producirse cambios que pasaron inadvertidos. Poco a poco se ha intensificado el deseo de la gente de todo el mundo de alterar la espiral descendente del mundo moderno. Asistimos a un despertar en el que las nuevas generaciones se convierten en sanadores deseosos de conectar con la naturaleza y con la Tierra y empiezan a tomar postura, sanando y enseñando a otros.

Antes de la colonización de las Américas vivían en armonía con la naturaleza y en un mundo espiritual de libertad. Ellos tomaban de la naturaleza sólo lo que necesitaban y se lo devolvían en forma de agradecimiento y de reconocimiento. Consideraban a la Tierra como un ser vivo que respiraba, y los Nativos eran conscientes de que la Tierra podría reaccionar e incluso vengarse si no se la respetaba. Actualmente podemos comprobar un interés renovado y cada vez mayor por la sanación ancestral, así como un mayor grado de comunión con la Tierra. Ha aumentado considerablemente la percepción y la consciencia respecto a la protección y a la defensa del planeta. Sin embargo, hacen falta más interés y sanación. La gente en general sigue mostrando cierta resistencia, al igual que los círculos de poder, quienes se resisten al cambio con tal de servir a sus propios intereses.

A la luz de este mayor grado de consciencia de los últimos 30 años ha aumentado el número de sanadores energéticos que aprenden diferentes modalidades de sanación, como la práctica del Reiki. Muchos consideraron estos métodos de sanación como esotéricos o extraños ya que muchas de dichas prácticas se consideraban nuevas y desconocidas en el momento. La creciente aceptación del yoga, de la meditación y de las terapias holísticas fueron acogidas por algunos con escepticismo y la mayoría seguía rechazándolas. Entre tanto, las publicaciones y los estudios científicos generaban mucha más confianza y aceptación; los métodos antiguos de sanación, como las hierbas medicinales y la sanación natural, permanecían ignorados y negados. Por ello el uso de cristales en la sanación o la práctica de transmitir mensajes procedentes de los ángeles eran acogidos con incredulidad y como fruto dela imaginación.

Desde entonces se ha producido una mejora gradual a medida que las asociaciones de sanación espiritual han reforzado su presencia y han aumentado en número. Ahora hay más centros de yoga, y la práctica de Tai Chi, Ayurveda y de otras prácticas holísticas de sanación hacen de nuevo acto de presencia en el seno de la moderna era industrial. Se percibe un mayor respeto hacia las terapias alternativas a medida que cada vez son más las personas que recurren a ellas buscando soluciones más holísticas a sus problemas personales y de salud. Estos problemas se pueden ahora abordar desde un enfoque más holístico que abarque el ser humano en su totalidad: *cuerpo, mente y espíritu*. Este estado más elevado de percepción espiritual puede parecer chocar con el evidente aumento de la violencia en diferentes zonas del mundo; sin embargo, esta violencia constituye una resistencia a la Luz, a medida que la Luz se intensifica. Y es evidente que esta fase de transición que estamos atravesando no es precisamente tranquila.

A la luz de esta pacífica revolución verde de las dos últimas décadas se está preparando el terreno para la llegada de Aqualead a nuestro mundo. Ahora, tras haber cruzado el cenit de la Era de Acuario desde 2012, la transición es ya completa, pero, con todo, la transformación no ha hecho más que empezar. Hemos notado este cambio radical en la consciencia humana mediante el hecho de que, en esta nueva era de la Luz, *no hay secretos*. Al seguir aumentando la energía vibratoria del mundo vemos que las mentiras, el fingir y la hipocresía resultan cada vez más difíciles de ocultar. Hemos accedido a la era de la verdad, y estas realidades ocultas saldrán poco a poco a la luz, a menudo de una manera que genera miedo. Nos estamos alejando de la era de las ilusiones y del temor. Este proceso es parte de la purificación que se está empezando a producir en el mundo en su conjunto. Al igual que en cualquier proceso de sanación la extracción de las energías oscuras e inferiores implica cierto nivel de crisis, mientras damos cabida y dejamos entrar vibraciones energéticas más elevadas que nos aportan verdad, amor auténtico y una mayor felicidad.

La llegada de Aqualead en el 2008 resultó oportuna en vista de esta necesidad de prestar mayor atención a los temas de medio ambiente, tales como la destrucción de los hábitats y el maltrato a los animales. Parece que temas como la desforestación, la contaminación del agua y del aire y la violencia generalizada siguen ahí sin resolverse. Parecía también necesario disponer de una nueva herramienta que nos permitiera actuar más a fondo y de manera más específica sobre la Tierra y el planeta mismo. Con el uso, la práctica y el conocimiento generalizados del Reiki en todo el mundo da la sensación de que el cambio sigue siendo insuficiente e incompleto. Parecía igualmente haber una amplia gama de conocimientos sobre Ángeles y Maestros Ascendidos pero es caso conocimiento de los seres naturales o de los *seres elementales*. Sentí que faltaba algo en mi gama de prácticas curativas, aunque hasta más tarde no supe de qué se trataba.

Lo que nos acercó aún más a la llegada de Aqualead fue el trabajo del científico japonés Masaru Emoto y sus observaciones de los cristales de agua. Sus imágenes de los cristales de agua mostraban cómo el agua respondía a nuestros pensamientos, a nuestras palabras y emociones, y cómo cambiaba en consonancia. Quedaba claro para todos que el agua es inteligente y que tiene la capacidad de reaccionar a su entorno. El tema del agua adquirió especial importancia en las mentes de todos, y esta consciencia nos puso a nosotros y a la vida en la Tierra en su propia perspectiva: en primer lugar, todos somos uno. *Independientemente de la especie* todos estamos conectados, ya que estamos hechos del mismo elemento. En segundo lugar, cuando hacemos daño a los demás sólo nos estamos haciendo daño a nosotros mismos. Cualquier forma de violencia y de maltrato hacia el prójimo es contraproducente y sólo dará como resultado una reacción de signo contrario que causará sufrimiento a quien la perpetre. Comprobar cómo puede reaccionar este elemento fundamental, sostén de la vida, y cómo tiene su propia consciencia nos reveló la necesidad de reexaminar nuestra manera de tratar al prójimo y a nosotros mismos. Esta revelación y esta nueva comprensión del agua dio como resultado un mayor grado de sabiduría, un mayor respeto y una nueva percepción respecto a la manera como tratamos a este planeta.

Sabine Blais

En medio de todo esto, Aqualead hizo su aparición del modo más inesperado e inusual. Ahora que miro hacia atrás estoy convencida de que mi decisión de marchar a Argentina desde la comodidad de mi casa en Canadá no fue mera coincidencia. Esta nueva energía, desconocida y nunca antes anunciada, se abrió camino y me encontró allí, para ser traducida en conocimiento nuevo. Todavía no sabía a ciencia cierta de qué se trataba lo que estaba garabateando en un desgarrado trozo de papel aquella tarde mientras trabajaba en el centro de Buenos Aires. Pero, con todo, por algún medio tenía plenamente sentido, y el primer mensaje que recibí mientras dibujaba el símbolo era que servía para *sanar el agua*.

II. ANTECEDENTES

Antes de dejar Canadá y de partir para Suramérica había ya sentido un intenso deseo de cambiar mi vida, aunque no tenía los recursos, los conocimientos ni la exposición para recibir las directrices necesarias para lograrlo. A continuación hubo se sucedieron una serie de pasos que recibí como guía como preparativos finales para mi exilio en Argentina. El año 2003 demostró ser un momento decisivo, pues fue el momento en que empecé a interesarme por la espiritualidad, la meditación y por el tarot. Empecé a leer varios libros sobre el tema y me di cuenta de que tenía capacidades que no utilizaba y que necesitaba cultivar. También me percaté de que había ciertos aspectos de mi vida que sentí que necesitaban resolverse para poder seguir adelante. Mientras continuaba mi formación y descubría el mundo de la sanación holística, de la meditación, del yoga y de las Runas se produjo un momento trascendental en mi vida al asistir a mi primera clase de Reiki en Ottawa. No tenía ni idea de qué se trataba ni de por qué me sentía tan inclinada para hacerlo. Entré en la pequeña aula de mi Maestra de Reiki temerosa, nerviosa y sin saber lo que ocurriría después. De repente sentí una fuerza invisible que me guiaba en cada paso del camino y nunca se me planteó ninguna vacilación ni pregunta. Tras terminar mi primer nivel de Reiki inicié mi formación como profesora de yoga Kundalini en una escuela de yoga en Ottawa en enero del 2005. El siguiente momento decisivo se me presentó durante el primer fin de semana de esta formación intensiva de yoga. Tras realizar los ejercicios de respiración, cantar mantras y las meditaciones, a la mañana siguiente recibí en casa un mensaje que me decía que cambiara de dieta y me hiciera vegetariana. Este mensaje me indicaba con toda claridad que *dejara de comer carne de buey y de cerdo,* con la claridad de como si alguien me estuviera dirigiendo la palabra en mi mente. Inmediatamente me sentí obligada a hacerlo sin vacilación alguna: por algún medio este cambio repentino de dieta demostró ser natural y beneficioso para mí, y desde entonces sigo siendo primero vegetariana y después vegana.

Parece que me limité a seguir una transición tras otra mientras crecía en los niveles personal y espiritual, y después de cada cambio y de cada nueva trayectoria pensé que no debería mirar hacia atrás. En junio del 2005 avancé en mis niveles de Reiki, me convertí en Maestra de Reiki a finales de año, empecé a aprender otras modalidades de sanación y a descubrir la sanación con los Ángeles. Con la serie de iniciaciones que había aprendido de otras modalidades aprendidas, como por ejemplo la técnica de sanación angelical, la sanación con el Maestro Ascendido y posteriormente con un nivel superior de Reiki, mi intuición comenzó a agudizarse y empecé a conectarme con ángeles, guías espirituales y otros Maestros ascendidos. Me di cuenta de que podía comunicarme con el mundo de los Espíritus de forma relativamente fácil, ya que podía oír *"clariaudientemente"* mensajes procedentes del *otro lado*. Esto me llevó a adquirir una nueva destreza, la transmisión, que consiste en anotar mensajes procedentes de seres angélicos y espirituales. Fue así cómo, con el tiempo, escribí y publiqué mi primer libro, *The Psychic's Guide, Volume One*, en mayo del 2005. Un nuevo estallido de capacidad creadora me llevó a escribir mi primer juego de cartas de oráculo, *Women of the Earth*, publicado en Ottawa en el 2006.

A medida que me desarrollaba y cambiaba me daba cuenta de cómo empezaba a diferenciarme de la gente que había conocido y de lo lejos que había llegado en mi viaje personal de transformación. A muchos de los que me rodeaban empecé a parecerles extraña, al ser al mismo tiempo vegana, sanadora energética y practicante de un estilo de yoga extraño y antiguo. Empecé a distanciarme de determinados ámbitos de mi vida, entre ellos el trabajo, y a principios del 2006 puse a prueba los límites de mi vida al dejar mi trabajo en el Municipio de Ottawa, donde trabajaba como Sanitaria. Para entonces me había mudado a casa de mi madre en el lado de Quebec del río Ottawa y había planeado un cambio de carrera, que implicaba viajar y enseñar idiomas. Me atraía la idea de dejar el país y de trabajar en el extranjero mientras viajaba. Enseñar inglés en el extranjero me pareció el trabajo perfecto. Sentía la necesidad de operar un cambio en mi vida y mi objetivo era hacerme profesora de inglés como segunda lengua.

Tras largo tiempo de búsqueda decidí asistir a un curso para profesores de inglés como segunda lengua. Esta nueva formación, junto con una serie de acontecimientos y de cambios en mi vida me llevó a dejar Ottawa en septiembre del 2006 y marchar a Buenos Aires. Nunca antes había estado en Suramérica y sólo tenía conocimientos elementales de español gracias a algunas visitas previas a Cuba. Me estaba arrojando a un terreno desconocido, pero de alguna manera era consciente de que tenía que ir a Argentina y de que allí me esperaba algo importante. Sin embargo, por el momento, estaba realizando un viaje de descubrimiento, en la esperanza de enseñar algo de inglés y de ganar experiencia mientras estaba allí. Tras llegar a Buenos Aires me alojé en un pequeño hostal de la ciudad, desde la cual emprendí mi viaje por el país. Hice nuevas amistades y empecé a acudir a centros de yoga de los correspondientes lugares y acabé viviendo en una casa de Argentina, con una familia Argentina, en el barrio *Caballito*. Viví allí año y medio. Vivir con argentinos me resultó especialmente útil durante mis primeros meses en Buenos Aires, donde adquirí algunos conocimientos de la lengua y empecé a hablar *Castellano*.

Poco a poco empecé a conocer la ciudad mejoré mi español y entendí el acento conversacional argentino. Empecé a enseñar Kundalini yoga en un centro de un suburbio de Buenos Aires en *Martínez* y a enseñar Reiki más o menos al mismo tiempo. Adapté y traduje al español mis escritos para adaptarme así a mis nuevos alumnos y amigos argentinos. A pesar del choque inicial tras mi llegada, mi adaptación a la vida y a la manera de vivir en Argentina fue fluida y natural.

Fue durante mi estancia en la casa de *Caballito* cuando conocí y conecté con nuevos amigos argentinos, que con el tiempo se convertirían en mis alumnos y desempeñarían un papel destacado en la expansión de Aqualead. Entre mis amigos de Argentina había una turista de Islandia que residía en Buenos Aires para practicar el tango. Se había comunicado conmigo para recibir clases. Viajó tres veces a Buenos Aires y durante cada una de sus visitas le di clases y luego mantuvimos la amistad. Seguí enseñando Reiki y posteriormente inicié a algunos Maestros de Reiki. Durante un año enseñé inglés de empresarial en una academia de idiomas para posteriormente conseguir un trabajo en un centro de atención telefónica como apoyo técnico en el centro mismo de Buenos Aires, lo que me permitió conseguir un permiso de trabajo y permanecer en el país como residente. En diciembre del 2007 hice mi primera visita a Canadá para estar con mi familia durante las vacaciones. Con el nuevo año volví a Argentina. En junio del 2008 me mudé a un apartamento en el barrio bonaerense de *Almagro*. Fue en este apartamento donde empezaron a producirse una serie de extraños y peculiares acontecimientos que con el tiempo cambiarían mi vida para siempre.

III. EL PROCESO DE TRANSMISIÓN

Mientras residía en Argentina sentí una honda preocupación por el estado del medio ambiente y por los impresionantes niveles de contaminación del aire y del agua a mí alrededor. Ya sentía la urgente necesidad de realizar sanación sobre la Tierra y a menudo enviaba energía curativa al planeta, a mi entorno inmediato y a los océanos. Sentí que la tierra necesitaba ser purificada de toda esta contaminación, a la que había sido sometida el agua por parte de ciudades de todo el mundo. Para ello utilicé las herramientas recibidas en mi formación en Reiki y pensé que esto era todo lo que podía hacer a nivel medioambiental. Seguí leyendo libros sobre el tema de la sanación energética y adquirí un libro sobre energía y consciencia, escrito por el científico japonés Masaru Emoto. Quedé fascinada por las fotografías de los cristales de agua y por la manera en que nuestros pensamientos y emociones podían alterarlos. Sin embargo seguía sin saber cómo integrar e incorporar esta información en mi trabajo de sanación, y nunca antes había oído hablar de una energía específicamente centrada en sanar el agua.

Un sábado por la tarde estaba trabajando en el centro de atención telefónica en mi cubículo esperando la siguiente llamada. Era una tarde muy apacible y estaba leyendo el libro sobre el agua. Eran aproximadamente las siete en punto. Terminé el último capítulo del libro y lo puse sobre la mesa. Unos momentos después tuve una visión en forma de una gota de agua. La imagen parecía persistente y sólida en el ojo de mi mente y sentí la necesidad imperiosa de copiar la imagen en un trozo de papel. Arranqué un trozo de papel que había a mi lado y con una pluma dibujé la imagen. Parecía tratarse de un símbolo ya que, mientras lo dibujaba, se me aparecían nuevos detalles de la imagen que trazaba. Aparecieron más líneas que parecían olas; sin embargo se trataba de una imagen específica que parecía representar algo. Supe que era más que un proyecto artístico. En ese momento recibí el claro mensaje de que este símbolo era para sanar el agua. Fue entonces cuando me di cuenta y recibí la confirmación de que me encontraba ante un símbolo de sanación energética y no de un simple garabato llegado por azar. Estaba contentísima de que se me apareciera algo relacionado con el agua como medio para sanarla. Después no recibí muchos detalles respecto a este símbolo. Pensé que el proceso de transmisión había terminado y contemplaba asombrada este nuevo descubrimiento.

Sabine Blais

Pero tan pronto como terminó la primera imagen apareció un segundo símbolo y, mientras lo dibujaba, me pareció aún más complicado que el primero, porque alrededor del mismo estaba dibujando ganchos. El siguiente símbolo apareció en forma de ondas oceánicas y el cuarto, otra gota de agua con rasgos diferentes. Nunca antes había visto tales símbolos pero sin embargo sentía que eran importantes. Durante todo este proceso sentí en mí una presencia, pero no presté demasiada atención sobre de quién se trataba de tan absorta e intrigada estaba por lo que estaba sucediendo. Sin embargo, una vez dibujados físicamente sobre el papel los cuatro símbolos, mi informante no me dejó descansar.

Llegó más información, ahora en forma de palabras. Por algún medio se presentó en mi mente el conocimiento de los nombres de dichos símbolos y no me paré a examinar esta información ni su procedencia. Me limité a seguirla. A continuación sentí una especie de juego de adivinanzas, tal vez en forma de acertijos, y mi informante me diría en cada caso si acertaba o no. Tuve que escribir los nombres de los símbolos, letra por letra, por lo extraños que eran, hasta que se deletreó el nombre correcto. Parecía haber un entendimiento entre mí y mi visitante (en este momento sentí más de una presencia). Para escribir el nombre tuve primero que preguntar cuántas letras tenía. Por ejemplo: el nombre del primer símbolo que transmití tenía cuatro letras y mi informante me confirmó si esto era así. Después pregunté si la primera letra era una vocal o una consonante. La primera letra era una consonante. Luego recorrí todas las consonantes del alfabeto hasta dar con el sonido o la pronunciación correctos. Fue así como supe que la primera letra del primer símbolo era la Z. Después se me confirmó este dato para verificar que había acertado. La segunda letra era una A y así sucesivamente hasta que se reveló el nombre completo del símbolo. Anoté cuidadosamente estos nombres en el trozo de papel junto al símbolo oportuno, así como en mi cuaderno. Este proceso sólo me llevó unos minutos para cada símbolo. Cada uno de los cuatro símbolos tenía su propio nombre.

Pronto me di cuenta de que no se trataba de tan sólo de un grupo de símbolos aislados: llegué a la conclusión, a medida que se me proporcionaba más información, de que se trataba de una modalidad de sanación, un sistema plenamente funcional. Los símbolos se dividían rápidamente en tres niveles: el primer nivel tenía un símbolo, el segundo tenía otro y el tercer nivel los dos restantes. Después me enteré de la función o del objetivo de cada símbolo. Excepto en un solo caso los símbolos se centraban en aspectos de la sanación del agua de los seres vivos y del resto del planeta. Sentí una combinación de sorpresa, asombro y conmoción. Todo esto sucedió mientras estaba tranquilamente sentada en la silla. En ningún momento tuve dudas ni sentí sospecha o miedo. Y, aunque esta información era completamente nueva, al igual que la fuente de información, nunca experimenté la más mínima sensación de miedo o de inquietud.

Mis informantes me proporcionaron nuevos datos. En esta fase me sentía como una estudiante tomando notas de unos profesores invisibles que me las dictaban. Se me dio un color relacionado para tres de los símbolos, y cada uno de ellos era una sombra azulada; después, un cristal diferente quedaba asociado a cada uno de los mismos tres símbolos. En este momento empecé a sentir una enorme gratitud hacia mis informantes por haberme facilitado o enviado toda esta información. Visto en retrospectiva me pregunto cómo mis informantes estaban presentes conmigo en la habitación o si me la enviaban a distancia mediante telepatía. Sea como fuere, la información que recibí era clara, precisa y tenía sentido para mí. También me resultó peculiar la presencia que sentí de un ángel, cuyo nombre oí que era Ariel. Todavía no existía ningún nombre para que esta nueva modalidad se utilizara para sanar el agua; la llamé simplemente sanación energética del agua con la finalidad de asignar un nombre a la modalidad. Esto representaba la parte más importante del proceso inicial de transmisión. Evidentemente no estaba planeada ni intencionada, y esencialmente inesperada. Me encontraba plenamente despierta y en un estado de normalidad. Durante todo el intercambio de información me daba perfectamente cuenta de mi entorno.

Tras acabar mi turno de trabajo me fui directamente a casa con esta información en mi bolso y, una vez había llegado, empecé a escribir a máquina toda esta información en un documento de mi ordenador portátil. Creé automáticamente tres documentos, uno para cada uno de los niveles que iba a impartir. Hasta el siguiente día no recibí el nombre propiamente dicho de la modalidad. Fue por la tarde mientras caminaba por una calle de Buenos Aires cercana a mi domicilio, después de haber comprado algunos comestibles. El nombre sonaba como algo *acuático* e incluía el componente *aqua*. Tras sucesivas aproximaciones y tras consultar con mis nuevos maestros y con el ángel Ariel finalmente nos pusimos de acuerdo sobre el nombre adecuado: *AQUALEAD*. Nada más llegar a casa anoté el nombre y lo guardé.

IV. ACERCA DEL ÁNGEL ARIEL

Siempre he querido a los ángeles, creído en ellos y sentido un profundo respeto y veneración hacia estos seres encantadores que actúan como sanadores protectores y mensajeros en nuestro mundo. Aun cuando durante todo este proceso de transmisión sentía la presencia de un ángel, también notaba con toda claridad la presencia de otros seres presentes o participantes en el proceso. Sé a ciencia cierta que esta información no procedía exclusivamente del ángel Ariel, como al principio pensaba. Estos otros seres que me enviaban la información eran en su mayoría varones, pero había también una hembra; estos maestros lejanos eran esencialmente un grupo de cuatro o cinco. Evidentemente no eran ángeles ni humanos; vivían en un mundo lejano y detentaban inmensos poderes. Ahora entiendo y me doy perfecta cuenta de que este ángel estuvo presente durante este proceso con la finalidad de ayudar en la recepción de esta nueva información., una especie de mediador o de traductor. Los ángeles son seres conocidos y frecuentes en nuestro mundo. El conocimiento y la comprensión de los ángeles están generalizados, ya sea mediante diferentes tradiciones religiosas, prácticas de sanación espiritual o como iconos de paz en Tierra en Navidad, que se celebra en todo el mundo. Tal vea la presencia de este ángel resultara necesaria como mensajero, ya que yo no era capaz de saber o de entender plenamente los verdaderos orígenes de esta energía sanadora. El ángel me proporcionó una referencia conocida mientras me adentraba en un territorio desconocido e inexplorado.

Algo que también noté fue el sentimiento fue una vibración energética de alta vibración y de gran pureza. Mientras transmitía esta información por escrito sobre el papel tenía la sensación de recibir una energía de gran poder purificador, como si el agua más fresca y pura hubiera entrado en mi cuerpo y alma. Percibí que esta energía tenía un efecto altamente purificador en el cuerpo, la mente y el espíritu humanos. Ante toda la contaminación del medio ambiente, inevitablemente relacionada con la contaminación del agua, sentí que esta energía llegaba en un momento oportuno y cuando más necesaria era. Tenía la plena sensación de que era como si se estuviera produciendo un proceso de nacimiento, sin embargo, nunca hasta más tarde llegué a entender la magnitud de lo que estaba haciendo. Me doy perfecta cuenta de que la presencia del ángel fue importante durante este proceso de transmisión para eliminar cualquier duda o temor, y quizá para proteger el lugar ante cualquier interferencia negativa, mientras con una pluma escribo esta información en el papel.

Debo admitir que mi conocimiento de los ángeles es más bien limitado. Hay muchos sanadores y diversos clarividentes por todas partes que se especializan en este ámbito del trabajo energético y que pueden realizar sanaciones y aconsejar con diferentes ángeles y arcángeles. Otros proporcionan lecturas de clarividencia conectando con seres angelicales y mediante cartas de oráculos de ángeles, mientras otros transmiten diferentes libros y mensajes procedentes de los ángeles. Nunca hice mucho de lo anterior. En el pasado había recibido alguna formación sobre sanación angelical, pero mis conocimientos de la jerarquía de los ángeles seguía siendo limitado. Sé que el ángel Ariel está también relacionado con determinada técnica de sanación angélica que había aprendido, pero también sé que en este caso no existía conexión alguna entre este método de sanación y lo que acababa de transmitir. Tenía además la sensación de que el ángel Ariel no es un arcángel (incluso si la pronunciación del nombre recuerda al arcángel Uriel). Sentía que el ángel

Ariel era tal vez un serafín, es decir, de un nivel superior al de los arcángeles. Ella se me apareció como muy alta y luminiscente. Poco después de las primeras fases del proceso de transmisión, el ángel Ariel me impartió esta bendición que anoté respecto a Aqualead y a su finalidad curativa en el planeta. Insisto en que no soy ninguna especialista ni transmisora habitual de información angélica, pero esta bendición se conservó y compartió por todos los practicantes de las asociaciones Aqualead. Creo igualmente que este mensaje es importante, pertinente y digno de compartirse con otros, por su sencillez y carácter estimulante:

Bendición del ángel Ariel:

"El cuerpo humano está compuesto esencialmente de agua. De la misma manera la mayor parte de la superficie del planeta Tierra está cubierta de agua. El agua de vuestro mundo es un precioso regalo de vida. Para sanar la Tierra y a todos sus habitantes, todo este agua debe ser purificada y sanada para así sanar todas las formas de vida que sostiene. Sanar y purificar todo el agua del planeta Tierra, y entre ella el agua presente en vuestros cuerpos físicos, significa sanar el cuerpo, la mente y las emociones para así aportar un nuevo nivel de claridad y de equilibrio. Asistimos a un momento crucial para que vuestro mundo se cure y para que el planeta recupere su estado natural, y los ángeles están aquí para ayudar a la humanidad durante todos estos transcendentales cambios. Sanar y purificar el agua de vuestros cuerpos aportará a la Tierra una nueva vibración curativa a la Tierra. Esto significa sanar los océanos que os rodean, así como los océanos interiores. La consciencia humana es un vasto océano, que va mucho más allá del cuerpo físico. Los animales, las plantas y los árboles son la

*encarnación de este regalo divino de la vida. Al igual
que todos los seres vivientes, la Tierra misma necesita
limpiar, purificar y rejuvenecer su agua para así crear un
nuevo y celestial mundo, libre de toxinas nocivas.*

*Por este motivo compartimos con vosotros esta nueva
energía, queridos míos, para que así podamos trabajar
juntos y manifestar una nueva y sanadora fuerza vital
en el interior de todos los seres vivos del planeta Tierra.
Esta vibración sanadora no difiere de la energía del
amor puro y de gratitud ofrecida a todo el agua de este
planeta, que está presente en todas sus criaturas, su vegetación y en vuestro interior*`` `.

- 2 de septiembre del 2008.

Esta bendición de los ángeles lleva un mensaje de amor
por el planeta y el deseo de ayudar a restablecer el equilibrio
de la Tierra y de la vida que ésta sostiene. Esto me indicó
también el deseo de seres de fuera de este mundo de ayudar a la Tierra y a la humanidad en su evolución. A pesar
de la estrecha conexión derivada del trabajo con este ángel
durante los comienzos de Aqualead, esta energía no tuvo
su origen en los ángeles. Tiene una elevadísima vibración
angelical pero el origen o la fuente de Aqualead no se me
revelaron hasta más tarde, mientras seguía trabajando con
esta energía y transmitiendo más información. Además, a
pesar de las connotaciones religiosas que suelen conllevar
los ángeles, Aqualead no es una religión y no está limitada
al Cristianismo.

V. La galaxia de la puerta de al lado

Desde el principio de todo este proceso supe que la

energía de Aqualead *no era de aquí*. Se trataba de mucho más que simplemente una energía universal, se trataba de una energía angelical, o relacionada con el mundo de los ángeles, y yo lo entendía y lo aceptaba. Este hecho era parcialmente cierto. Tras algunos años trabajando con otras energías como Reiki ya tenía en mi mente el concepto de lo que sería una energía universal. Entendía Aqualead como una energía universal, ya que procedía de más allá de este mundo, y con toda seguridad de más allá de esta zona del universo. Tras esta fase inicial de transmisión me di cuenta, o más bien se me indicó por parte de mis guías, que Aqualead es en realidad una energía procedente de *otro planeta*. Hasta el 2010 no se me informó de que Aqualead no sólo procede de otra zona del universo sino de un lugar concreto llamado *galaxia de Andrómeda*. Cuando mis guías me informaron de lo anterior recibí el mensaje de forma repentina mientras estaba en mi apartamento. El mensaje llegó de forma clara y perceptible.

Nunca antes había oído hablar de energías procedentes de este lugar concreto ni disponía de información sobre Andrómeda. Tras una breve consulta en línea supe que Andrómeda es la galaxia en espiral más cercana a nuestra galaxia, que recibe el nombre de *Vía Láctea*. Nada más recibir esta información sobre los orígenes de Aqualead me sentí un tanto incómoda. Ello no significaba que la idea de la existencia de vida en otros planetas me causara temor. La idea de la existencia de seres extraterrestres tampoco me preocupaba. Fue más bien desde el punto de vista de cómo decir y explicar a los demás esta información dado que, en primer lugar, no soy astrónoma, y en segundo lugar que no existen pruebas científicas o factuales de la existencia de mundos habitados con vida inteligente *ahí fuera*. La idea misma de informar al público en general de que había transmitido una nueva energía sanadora que procedía de la galaxia de Andrómeda me daba miedo. Ya me imaginaba el escepticismo y el ridículo que causaría.

A pesar de mi temor a la manera en que la gente reaccionaría, tras recibir este detalle sentí en mi interior un impulso, una especie de confirmación de que esto podía ser real. Simplemente me sentía bien, como con una especia de confianza interior, y pensar que la energía de Aqualead venía de otra galaxia había dejado de inquietarme. Con todo, hasta más tarde me guardé para mí misma toda esta información; sin embargo mi inquietud demostró carecer de fundamento mientras la iba paulatinamente facilitando a mis alumnos, que la recibían con agrado. Cada vez estaba más convencida de que Aqualead era una *energía extraterrestre* a medida que la sentía y que trabajaba con ella año tras año. Un detalle que percibía de esta energía era su vibrante presencia y la sensación poco frecuente que desprendía. Me proporcionaba una sensación de gran intensidad, como si se tratara de algo muy antiguo llegado de muy lejos, lo cual confirmaba con mayor firmeza que Aqualead no era de hecho de esta galaxia y que podía de hecho ser de *Andrómeda*. Mientras descubría la relación entre esta energía y esta lejana galaxia aprendía lo que dicha energía podía cambiar en este mundo.

Estos conocimientos me habían permitido saber más de la historia y de los antecedentes de esta nueva energía antes de establecer el primer contacto con ella mediante el ángel Ariel. También me proporcionó una más amplia perspectiva respecto a su procedencia, sus orígenes y sobre quiénes eran estos seres a los que llamo *mis maestros*. La presencia de Aqualead en mi vida me cambió en muchos aspectos a nivel físico, mental y emocional. Aún más: esta energía transformó también mi idea del universo, del planeta en que vivimos y de mi relación con la naturaleza y con el medio ambiente. Descubrir el verdadero origen de Aqualead me permitió igualmente determinar que este mundo está recibiendo *ayuda exterior* llega desde una fuente inteligente con la finalidad de sanar, equilibrar y esperemos que acabar con las tendencias destructivas de la humanidad en la Tierra. Sin esta ayuda venida del exterior Aqualead no habría podido llegar aquí; estoy segura de ello y convencida de que la llegada de esta energía a nuestro mundo no se produjo al azar ni fue accidente o coincidencia de ningún tipo.

CAPÍTULO II

Aparición

I. Redacción de los primeros manuales

Cuando empecé a escribir la información inicial sobre Aqualead, que eran esencialmente los cuatro símbolos y el nombre *Aqualead*, anoté la información en mi ordenador en forma de tres documentos, que acabaron sirviendo como modelos para los posibles primeros manuales de Aqualead. Me preguntaba si el método Aqualead de sanación debía tener tres o cuatro niveles, pero pronto recibí la respuesta de que sólo tres. El principal motivo era mantener la sencillez de la modalidad mediante una estructura sencilla pero accesible, mientras nos centrábamos en el poder de la energía misma. Comencé a redactar nada más llegar a casa del trabajo la misma tarde en que recibí la primera información. Me parecía normal y natural, o tal vez me sentía guiada a actuar así, elaborar inmediatamente los tres primeros manuales y otros documentos mientras guardaba esta información con el máximo cuidado. Desde el principio estuve convencida de que este tipo de energía no podía mucho tiempo mantenerse en secreto, pero tenía claro que necesitaba tiempo para descubrir y elaborar diversos aspectos de la misma. El procedimiento propiamente dicho para impartir una sesión de sanación Aqualead quedó ya establecido mientras aún estaba trabajando, y era bastante sencillo. Sin embargo faltaba otro aspecto, el proceso de iniciación, para poder enseñarlo y, con el tiempo, permitir que los demás lo practicaran.

Para que una modalidad de sanación funcione ésta debe no sólo enseñarse a los demás sino que también debe perpetuarse de forma indefinida y crear una estirpe de Maestros o de personas facultadas para enseñarla. Lo que garantiza que una modalidad de sanación pueda sobrevivir es que los profesores puedan iniciar o formar a otros profesores. Parece que mis nuevos Maestros o guías sabían de las muchas preguntas e inquietudes que experimentaba al respecto. Desde el principio ya quedaron establecidos en el método de sanación un nivel de Maestro y un símbolo de iniciación, de lo cual se derivaron mis preguntas. Poco después ellos me indicaron los pasos para el proceso de iniciación, mientras yo me encontraba en una pequeña habitación del apartamento de la calle Medrano en el que residía. El proceso era sencillo y menos complicado que otros procesos de iniciación que había aprendido antes en otras modalidades de sanación. Esta información inicial quedó guardada y se añadió al documento correspondiente al tercer nivel. En este momento, disponiendo ya de un procedimiento general para una sesión de sanación Aqualead y de un procedimiento para que un Maestro de Aqualead impartiera las iniciaciones a cada nivel, sentí que por fin disponía de una modalidad de sanación plenamente funcional. No obstante iban a ocurrir más cosas.

Días después del 30 de agosto comencé a recibir la energía propiamente dicha. Ahora que la información inicial sobre la energía y la modalidad estaban por escrito era el momento para experimentar directamente la energía Al principio me pareció difícil, ya que yo era la primera persona del mundo que establecía contacto físico con esta extraña y nueva energía. Tampoco tenía nadie con quien compartir estas experiencias, ya que no podía informar a los amigos o a los conocidos sobre esta energía que acababa de recibir. La energía me llegaba directamente de la *fuente* en vez de a través de las manos de un maestro humano, hecho que, a mi juicio, hizo que la experiencia me resultara en conjunto diferente. Esto también me permitió familiarizarme con la energía de una manera muy personal e íntima. Recibí esta energía de Aqualead durante un periodo de tres o cuatro días y en tres oleadas diferentes, a las que relaciono con cada nivel de Aqualead. El proceso me resultó en conjunto desagradable, por no decir en algún momento físicamente doloroso, pero ello era necesario para poder empezar a utilizar y practicar esta energía. De lo que tampoco me había dado cuenta era del daño que la llegada de esta poderosa energía podía ocasionar en un piso o en un edificio.

La primera oleada de energía fue relativamente suave. Sentí en mi cuerpo su poder limpiador; la sentí intensamente, y pronto me di cuenta tras esta primera experiencia de que no era nada como las otras energías sanadoras a las que estaba acostumbrada. Estaba claro que *no era Reiki*. Limpia, agradable y refrescante, la energía me proporcionaba una sensación de agua fresca de manantial, como purificante. También me sorprendió su intensidad, de muy elevadas vibraciones, como si quisiera abalanzarse sobre todo lo que contuviera agua. Desde el principio vengo describiendo Aqualead como una energía muy dinámica y de efecto inmediato que en ocasiones puede actuar decididamente para liberar contaminantes o energía negativa. Es cierto que Reiki proporciona una sensación pacificadora, suave y armoniosa, pero Aqualead, en comparación, daba la sensación de ser un tigre dispuesto a abalanzarse o de un tiburón preparado para atacar con la rapidez de un relámpago. Sentí que esta energía podía hacer mucho en un mundo como el nuestro, un planeta tan dañado contaminado y angustiado.

Esperaba que la segunda oleada de energía fuera como la primera. Sería como catar un nuevo vino en un restaurante, tomándose el tiempo para oler y sentir en todos sus detalles su aroma y textura. Pero no sucedió así. Aquella noche, una vez mis guías me informaron de que iba a recibir la segunda oleada de energía Aqualead, me fui a dormir, y fue entonces cuando empezaron los dolores. Todavía no me había quedado dormida cuando de repente sentí un dolor agudo y punzante en mi costado derecho. El dolor era tan intenso que creí que mi riñón derecho o el hígado estaban a punto de explotar; no podía moverme ni respirar. Tras yacer inmovilizada durante lo que me pareció una eternidad sentí una presencia que de hecho me forzaba a levantarme y a ir al baño. Creí que esto era imposible. Con todo, logré levantarme con este insoportable dolor en el costado, y lentamente caminé hasta el baño, inclinada hacia delante, para luego volver a mi habitación. Quería volver a acostarme, pero el guía presente a mi lado no me lo permitió. Se me dijo que diera vueltas. Contra mi voluntad comencé a hacerlo: caminaba en círculos en mi pequeña habitación mientras me preguntaba si sobreviviría a la noche. No estoy segura de sí este ser estaba presente junto a mí en la habitación o de si tal vez alguien me hablaba desde lejos. No obstante, para entonces ya sabía que ya no sentía la presencia del ángel Ariel o de su participación en la creación de Aqualead. El dolor se prolongó durante aproximadamente una hora y media más. Poco después empecé a toser, al principio tos sea, después más productiva, y empecé a expectorar un extraño esputo: lo que expectoraba tenía el aspecto de pequeños trozos amarillos, como de mantequilla. Seguí tosiendo así durante un rato hasta que con el tiempo paré de toser. Luego pude volver a la cama y conciliar el sueño el resto de la noche.

Pese a lo mucho que en ese momento confiaba en mis guías y maestros seguía asustada, y casi me daba miedo recibir la tercera de esta serie de energías. La experiencia con la segunda iniciación directa fue bastante dolorosa; una hora me había parecido que eran tres. Me di cuenta que el extraño esputo que estaba expectorando y todo el dolor que experimentaba representaban la liberación en mi cuerpo de una nueva energía. Ya tenía suficiente experiencia en el mundo de la sanación energética para entender que una crisis sanadora podía resultar desagradable, incómoda e incluso molesta, pero nunca antes en mi vida había experimentado un dolor como éste. No obstante era consciente de que había llegado ya demasiado lejos para volver atrás y de que detener este proceso no constituía una opción. Dos días después recibí la tercera oleada de energía, que percibí como si sobre mí hubiera caído una bendición. La experiencia fue mucho menos traumática; lo peor parecía haber ya pasado. De nuevo la sentí con más intensidad que la segunda, pero sin el dolor ni la intensa liberación física. Lo que sentía era más bien una liberación emocional y recuerdo que empezó a llover momentos después de que me llegara la tercera fase de la energía. También recuerdo que uno de mis nuevos guías me decía que me había convertido en una Maestra de Aqualead y que ya podía dar iniciaciones.

En este momento empecé a notar los efectos que esta nueva energía producía en máquinas y aparatos electrónicos, especialmente en los relacionados con el agua, lo cual no resulta sorprendente si se tiene en cuenta que el tercer nivel de Aqualead capacita a mover el agua. De repente el poder de la naturaleza que hace moverse al agua se encuentra alojado en las tuberías de los muros de un edificio. En el apartamento en que vivía comencé a tener problemas de fontanería después de que finalizara la última oleada de la energía. En los pocos meses que tenía viviendo allí el lavabo no funcionaba y los fontaneros tuvieron que desmontar la ducha para localizar una tubería defectuosa. La lavadora no funcionaba y después ya no tenía ni agua corriente. Finalmente el agua empezó a filtrarse por una de las pareces justo fuera de mi habitación y todo el suelo de la sala de estar del apartamento se cubrió con dos pulgadas de agua. Recuerdo que esta inundación ocurrió dos veces en el apartamento. Sin embargo nunca hubo una gota de agua en mi alcoba, lo cual me pareció interesante. Recuerdo también que fue a una imprenta cercana para fotocopiar las primeras imágenes de los símbolos de Aqualead para incorporarlas en los manuales, y que la fotocopia se estropeó. Esta reacción inicial a la nueva energía pasó pronto y todo volvió a la normalidad.

II. Con la ayuda de amigos

Era septiembre del 2008 y yo seguía siendo la única persona que sabía de Aqualead. Era consciente de que aún necesitaba tiempo para habituarme a esta nueva energía, a conocerla y a ponerla en práctica. Había empezado a administrarme tratamientos de autosanación y percibía la energía como genuina, real y sin igual. Sin embargo, ser la única persona que la conocía me hacía difícil determinar si estaba en lo cierto o si no era más que imaginación. Tal vez, después de todo lo anterior, lo que había descubierto no era más que una variante de una energía que ya había tenido antes. Supe que en algún momento tendría que mostrar mis descubrimientos a otros sanadores experimentados y fiables y escuchar su opinión. Hasta principios de octubre no creí que fuera el momento para enviar un correo electrónico a un reducido grupo de amigos y de sanadores que conocía, todos ellos experimentados y conocedores del tema. Envié mensajes a un grupo de seis personas y por primera vez les hablé de esta nueva energía que había recibido llamada Aqualead. Les propuse una reunión y realizar una sesión para saber lo que pensaban al respecto.

Al tratarse de una energía desconocida esperaba de mis amigos temor, aprensión, inquietud o recelo. Sin embargo todos ellos dieron inmediatamente respuestas positivas. Un amigo mío, sanador experimentado que utilizaba diversas técnicas, se mostró entusiasmado y deseoso de probarla. Decidí reunirme primero con mi amigo Andrés y recabar su opinión. Andrés es un joven Maestro de Reiki en Buenos Aires y se había interesado por mi trabajo de crecimiento psíquico; fue así como se había puesto previamente en contacto conmigo para asistir a clases y luego entablamos amistad. Es también un ferviente meditador abierto a otras modalidades de sanación energética, entre ellas el uso de gongs y de otros instrumentos musicales tibetanos. Esta ayuda demostró ser un momento decisivo y crucial en el desarrollo de Aqualead. Una vez efectuado el trabajo de transmisión ya no podía seguir adelante sin la colaboración de otros que recibieran la energía, que me aportaran sus comentarios y que, con el tiempo, la aprendieran y la enseñaran a los demás. No existe tal cosa como un profesor sin alumnos. A principios de octubre fui al apartamento de Andrés en el centro de Buenos Aires y, tras un breve análisis y tras explicarle cómo me llegó esta nueva energía, se mostró preparado y deseoso de probarla. Se tumbó en el suelo y empecé a impartirle la primera sesión de Aqualead. Al acabar la sesión su comentario sobre la energía y sobre su percepción de la misma fue en conjunto positivo. En su opinión era evidente que no se trataba de Reiki ni de ninguna otra de las actuales energías curativas. Esto para mí era importante, ya que no lo podía confirmar por mí misma. Le pregunté si quería aprenderla y ponerla en práctica en el primer nivel, si bien le advertí de que se trataba de una energía completamente nueva y de que nadie antes había recibido una iniciación de Aqualead. Andrés no estaba desconcertado; fijamos una fecha para reunirnos en el despacho de sanación en el que ejercía y la primera clase de Aqualead estaba ya dispuesta.

A partir de entonces estaba sorprendida de la gran fe y confianza que hacia Aqualead demostraban mis amigos de Argentina. Desde el principio nadie expresó duda o temor alguno a la hora de recibir esta energía, sino todo lo contrario. Parecía bien y todo fina sobre ruedas. También pude comprobar cómo la entrada de Aqualead en nuestro mundo sería nada más y nada menos que una lenta adaptación a una vibración más elevada. También me di cuenta de que esta nueva energía representaba para todos nosotros una exigencia, independientemente de si la persona que se encontraba con Aqualead era ya un sanador energético experimentado o un principiante. El mensaje de Aqualead era que la abundancia viene de la fe, de la confianza en el universo y en los elementos que nos rodean, y que lo que nosotros enviamos al exterior volverá a nosotros multiplicado por diez. Esta nueva energía acordaba especial importancia a sanar la Tierra desde el principio, algo que mis guías me dejaron bien claro desde el primer momento. Estaba destinada a ser más que una simple modalidad de energía curativa: Aqualead iba más lejos, era una manera de vivir y una forma distinta de abordar los temas de medio ambiente que de no ser así nos habrían dejado con un sentimiento de impotencia. Aqualead había llegado para promover cambios sustanciales en nuestro mundo, no sólo a nivel medioambiental, sino también a los niveles personal y humano, como trampolín para el desarrollo personal.

III. Primeras experiencias

Poco después de mi primera experiencia con Andrés me fui a un pequeño suburbio de las afueras de Buenos Aires, en la *zona Norte*. Allí me reuní con tres amigos y sanadores, alumnos míos, en la casa de un amigo. Les impartí una sesión de Aqualead uno a uno, que los dejó perplejos. Una de las mujeres afirmaba que, tras terminar la sesión, había tenido una visión en la que un ángel vertía agua sobre ella desde un jarrón situado más arriba a lo largo de toda la sesión. Otra persona afirmaba que, tras su turno, sintió un intenso calor en mis manos, aun cuando mis manos no estaban directamente sobre ella.

Lo que acababan de experimentar desde luego no era Reiki, energía a cuya utilización estaban acostumbrados. Los comentarios y el interés hacia esta nueva energía eran unánimes, lo cual aumentó la confianza y la confirmación que necesitaba. Todos se mostraban deseosos de aprender Aqualead. Más tarde en aquel mes tuvieron lugar las primeras clases de Aqualead jamás impartidas. Se trataba tan sólo del primero de una serie de importantes logros, mientras Aqualead continuaba su crecimiento y expansión. Parecía como si la energía simplemente marcara el camino, y todo lo que yo tenía que hacer era seguir sus indicaciones. Estaba claro que esta energía me parecía inteligente, de un nivel de consciencia más elevado, y que sabía con todo detalle dónde y cómo tenía que actuar. Me limité a confiar en Aqualead y a dejarla decidir por sí misma lo que vendría a continuación.

Me volví a reunir con Andrés en el pequeño estudio que compartía con otros sanadores de la ciudad para nuestra clase de Aqualead. Llegué al pequeño y luminoso apartamento y me saludó al salir del ascensor. No hace falta decir que esto tenía carácter puramente experimental y que en aquel momento se trataba de un ensayo, poniendo a prueba la nueva energía y finalmente *probando* la iniciación. En las primeras fases de Aqualead no había mucho que enseñar al primer nivel. No había más que un símbolo, dónde colocar las manos durante una sesión, sanación a distancia y la impartición de la iniciación. Cuando lo di la iniciación, sentía en mis manos la poderosa energía, aunque me resultaba manejable. Mi alumno no tuve tampoco una reacción patente. Sus comentarios sobre la iniciación fueron en general positivos, parecía una iniciación normal, sin incidentes, sin ninguna molestia significativa. Me sentí aliviada. Ahora venía la prueba de la verdad: hacer que el alumno practicara sobre mí la sesión. Nunca antes había recibido de nadie una sesión de Aqualead, ya que yo era la única persona capaz de impartirla. Colocó sus manos sobre mí y vi una fresca corriente de agua limpia y de cascadas. La energía era poderosa, intensa y, al mismo tiempo, podía sentir un intenso calor bajo las manos del practicante; no se trataba del Reiki que ya conocía, ya que habíamos claramente llegado más lejos.

Estaba sorprendida y fascinada e inmediatamente me di cuenta de que esta energía no era nada conocido en este mundo. El ensayo fue un éxito.

Poco después impartí el primer nivel de Aqualead a un pequeño grupo de alumnos en casa de mi amigo. Todos recibieron la iniciación y empezaron a practicar Aqualead recíprocamente y sobre mí misma. Todos sabíamos que se trataba de una energía real y supe que esto iba a seguir adelante. A continuación comencé a impartir el segundo nivel de Aqualead a mi alumno y a los demás de la *zona Norte*. Fue entonces cuando empezamos a centrarnos en el nivel medioambiental con el símbolo y a enviarlo a distancia. También escuché comentarios de alumnos que experimentaban síntomas de liberación tras recibir la iniciación, como por ejemplo síntomas del tipo de la gripe. Independientemente de la manera como se produjera la purificación la experiencia nunca fue como la dolorosa experiencia que había experimentado en el apartamento en que vivía. Hubo más gente que empezaron a practicar la sesión de autosanación y yo ya estaba ocupada enviando energía Aqualead a distancia, mientras seguía preparándome para las clases y anotando observaciones sobre la energía misma.

Es interesante señalar que lo normal es que, cuando aparece algo nuevo, como una nueva energía sanadora, uno normalmente se tomaría el tiempo (meses o años) para con el máximo cuidado elaborar la modalidad antes de ponerla a prueba con los demás, hecho que sin embargo no sucedió con Aqualead. De hecho la energía parecía querer ponerse inmediatamente en contacto con las personas y no me permitía mantenerla en secreto, para de esta manera hacerla más conocida. Los ensayos y la experimentación tenían que ser compartidos con los demás. Quizás también sentí que la energía quería hacerse visible para sanadores, los cuales podrían empezar a enviar la energía a ríos, a océanos y a cualquier otro lugar. No puedo sino pensar que esto tenía que ver con la personalidad de la energía, una personalidad expresiva, llena de colorido y extravertida. Parece como si Aqualead quisiera simplemente actuar mediante los seres humanos lo antes posible para iniciar así su tarea, y mis alumnos de Argentina respondieron a esa sensación de urgencia sacándola a la luz y poniéndola inmediatamente en práctica. Pronto empezamos a enviar energía a un río cercano llamado *Río de la Plata* y a los océanos y lagos de Argentina y alrededores. Aunque todos los ríos de Argentina están contaminados fue interesante percatarse de que a veces podía sentir una energía oscura que emanaba del agua mientras enviaba Aqualead. A veces esta energía podía verse de forma intuitiva en forma de una nube negra o de humo que se elevaba desde la misma. Algunos amigos y yo íbamos a veces al río y nos sentábamos cerca del agua para realizar el trabajo de sanación con Aqualead.

El 26 de octubre del 2008 volví a reunirme por tercera vez con mi alumno Andrés, en esta ocasión para la clase del nivel Maestro de Aqualead. De nuevo fue una primera vez; esta primera clase de Maestro Aqualead fue muy sencilla ya que en ese momento sólo había dos símbolos que enseñar. Tras impartirle la iniciación abrí los ojos y sentí como si el mundo hubiera acabado de cambiar. Él practicó en mí la iniciación. Era la primera vez que yo recibía la primera iniciación Aqualead tras haberla practicado y enseñado durante algún tiempo. Me pareció interesante ya que podía sentir la vibrante energía en la parte de atrás de mi cabeza; no obstante, pensé que sin duda alguna estaba recibiendo una iniciación. Este día marcó un nuevo logro, después pusimos en común varias ideas respecto a lo que podría resultar útil para incorporarlo en los niveles de Aqualead. Yo ya tenía algunas ideas y los comentarios de Andrés demostraron su utilidad, especialmente para el nivel de Maestro.

El 2 de noviembre impartí otra clase de nivel Maestro de Aqualead en casa de mi amigo. Las mujeres practicaron allí la iniciación y a partir de ese momento fui consciente de que Aqualead viajaría y funcionaría por sí misma de un Maestro al otro, y viceversa. La modalidad Aqualead demostró su validez, seguridad y plena funcionalidad en el mundo. Un aspecto que me atraía era que, al ser gratuita, Aqualead requeriría cierta adaptación por parte de algunas personas a los niveles personal, social y mental. Desde el principio se estableció por parte mis nuevos maestros la gratuidad de Aqualead. Para ello había dos motivos, el primero y más importante que la finalidad de la energía era sanar la Tierra. Al ser una energía de altas vibraciones y tener sus orígenes en los elementos esta energía no podía convertirse en un negocio o en una empresa comercial. Esto hacía de Aqualead una organización sin ánimo de lucro, lo que parecía concordar a la perfección con sus orígenes y su finalidad. Sanar la Tierra y el agua de este mundo es algo que no tiene precio, sobre todo con esta nueva energía que con tanta generosidad se nos envió para sanarlas. El segundo motivo de la gratuidad desde el primer momento de Aqualead era que mis guías así me lo indicaron.

La presencia de esta nueva energía planteaba un desafío, no sólo para todos los sanadores sino para todos nosotros en tanto que seres humanos. El desafío radicaba en utilizar esta energía, en practicarla y en enseñarla gratuitamente, exclusivamente por el bien de la Tierra y por la restauración de la naturaleza, mientras se permanecía libre de la esperanza de obtener beneficio económico. Con todo, la recompensa de impartir gratuitamente clases de Aqualead fue, en mi opinión, mucho mayor que el de recibir honorarios. Cobrar por Aqualead sencillamente no tenía sentido y era evidente que para algunos de nosotros esta energía no encajaba con los conceptos habituales de *negocio* y *dinero*. Esta energía era elemental e incomparable y no se la podía tratar como cualquier otro método de sanación. Esta modalidad giraba alrededor de un acto de amor, de generosidad y de gratitud hacia la Tierra. Su carácter gratuito la hacía igualmente accesible y asequible para todos, sin discriminación alguna.

En diciembre del 2008 volví a Canadá para mi segunda visita a mi familia y a mis amigos. Fue una visita corta pero en poco tiempo se alcanzaron muchos objetivos. Fue entonces cuando impartí el primer nivel de Aqualead a un alumno en Ottawa. También impartí en casa la iniciación a un alumno en Quebec. Fue durante esta visita cuando establecí una conexión definitiva con los seres elementales. Se me aparecieron directamente en casa de mi madre y empecé a contemplarlos, altos y esbeltos, algunos de cabellos negros o rubio platino: supe que eran Elfos. Pienso que se me aparecieron porque sabían que yo sería capaz de verlos y de comunicarme con ellos. No sentí temor alguno; ellos se comunicaban conmigo telepáticamente y entendían con toda claridad mis pensamientos. Tengo la sensación de que en esos momentos cambió mi percepción de las cosas. También estaba claro que mi idea del tiempo había cambiado y de que, por algún medio, se había desplazado a una dimensión paralela. El encuentro me pareció en general un poco surrealista y podía al mismo tiempo sentir que mis guías y maestros me hablaban de forma más clara, como una orientación firme y protectora a mi alrededor. Con este nuevo y súbito cambio en mi vida dejé la casa de mi madre en Gatineau, Quebec, y volví a Buenos Aires.

IV. En el camino

De vuelta a Buenos Aires seguí poco a poco enseñando Aqualead e iniciando a nuevos maestros. Observé que conseguía menos alumnos de Aqualead en la capital, Buenos Aires. La energía parecía a menudo desear salir de la ciudad y encaminarse hacia los barrios más tranquilos y verdes de la *zona Norte*, concretamente en *Martínez*, donde conocí y enseñé Aqualead a mis amigos Lupe y Marian. Los conocí gracias a una mujer a la que enseñaba inglés en el centro de Buenos Aires. Solía desplazarme a esta zona y con el tiempo logré que muchos alumnos vinieran a mis clases desde dicha zona de la periferia de Buenos Aires. Observé que la energía generaba una considerable vinculación afectiva entre las personas y yo misma me sentía conectada de una persona a la otra mientras impartía las clases: un alumno tenía un amigo del que sabían que se interesaría por Aqualead, y así sucesivamente. A partir del 2009 empecé a viajar más a menudo. Marian, una de mis nuevas alumnas de Aqualead que vivía en Martínez, tenía desde hacía mucho tiempo una amiga que vivía en Bariloche, al sur de Argentina. Sentí la necesidad de viajar allí y de que algo me estaba esperando en dicho lugar. Ya había oído hablar de los lagos y bosques del sur de Argentina, en la provincia de *Río Negro*, y de la peculiarísima energía que rodeaba al lugar.

Cuando mi amiga Marian supo que estaba planeando viajar al sur me mencionó esta amiga suya, que regentaba un hotel junto con su familia en San Carlos de Bariloche, cerca de un lago llamado *Nahuel Huapi*. Visité por primera vez Bariloche en marzo del 2009 y conocí a la propietaria del hotel, en el que me alojé y nos hicimos buenas amigas. La visita fue breve, ya que sólo disponía de unos pocos días de permiso en el trabajo, pero la experiencia de entrar en los bosques y de sentir el poder de las montañas del sur resultó mágica. El lugar daba una sensación misteriosa, como de otro mundo, y percibí la presencia de los seres elementales del lugar mientras estuve allí. Aqualead encajaba perfectamente en este paisaje, teniendo en cuenta la sólida conexión de los lugareños con los *Duendes,* palabra que en español se refiere los *Gnomos.* En todas las tiendas de recuerdos artesanales y talleres de artesanía de la pequeña localidad se podían encontrar figurinas de Gnomos y de Hadas.

Mi siguiente viaje desde Buenos Aires fue a Bariloche, por segunda vez, en octubre del 2009. En esta ocasión me quedé más tiempo y dispuse de más días para pasar con mi amiga en el hotel. Durante mis viajes a Bariloche conocí también a Patricio, que era alumno y amigo de Andrés, y que posteriormente se convirtió en el primer Maestro de Aqualead. Otros maestros eran Claudio, en Buenos Aires, y Liliana, de Rosario, Santa Fe, además de numerosos representantes regionales de Aqualead. Parece que la energía se expandió gracias a los viajes y al llegar a zonas más alejadas y aisladas.

Mientras residía en Buenos Aires había empezado a acudir a clases de Kung Fu para aprender algo nuevo y cómo dirigir mi energía de una manera nueva y estimulante. Uno de mis compañeros de clase de la escuela en la que entrenaba venía de la provincia de Córdoba y me habló de una amiga suya que regentaba un retiro espiritual en las montañas cercanas a Capilla del Monte. Yo le había hablado de mi trabajo energético y de Aqualead, por lo que se mostró inmediatamente interesado y de lo que informó a sus amistades. Era aproximadamente junio del 2009 cuando recibí un correo electrónico de la propietaria del *Refugio Paso a Luz* en Capilla del Monte en el que me invitaba a enseñar Aqualead a un grupo de personas en su centro. En el mensaje me decía que había un grupo de aproximadamente 20 personas que estaban interesadas. Mi primera reacción a esta inesperada invitación fue de temor y de intimidación. Nunca antes había ido a Córdoba y no sabía absolutamente nada de estas personas. Tampoco había nunca antes enseñado Aqualead a un grupo tan numeroso. Después de pensármelo y de una buena dosis de vacilación le respondí y le dije que aceptaba la propuesta.

Finalmente, y tras varios meses de correos electrónicos en ambos sentidos, se decidió que en noviembre del 2009 viajaría a Capilla del Monte para enseñar Aqualead. Debido al gran número de alumnos le pedí a una amiga mía Maestra de Aqualead que viajara conmigo y que me ayudara con las clases y ella lo aceptó. Partimos desde la terminal de autobuses Retiro y en noviembre viajamos a las montañas de Córdoba. En la estación de autobuses de Capilla del Monte esperamos un rato y poco después el marido de la propietaria nos recogió y condujo a su retiro espiritual cerca de *Ongamira*. Esta zona, sobre el cerro *Pajarillo*, no está muy lejos del conocido cerro *Uritorco,* donde se han producido muchos avistamientos de OVNIS y donde ha informado de estrechos contactos con extraterrestres. A esta zona llegaba gran cantidad de visitantes para meditar, practicar actividades energéticas y simplemente acampar en esta zona rebosante de energía mística.

Llegamos al centro espiritual, donde fuimos saludados por muchas personas del centro alojadas en su pequeña granja de las montañas. Poco después se impartió la primera clase de Aqualead en el exterior, cerca de un riachuelo que caía en cascadas entre unas rocas. Los alumnos se reunieron y se sentaron sobre rocas y troncos, alrededor de mí y cerca del agua, con sus plumas y cuadernos en la mano. Estábamos conectando con la naturaleza, todo en un ambiente pacífico, fiel reflejo del espíritu de Aqualead. Se trataba de un grupo de unas 18 personas, muchas de ellas familiares de los propietarios que venían de Santa Fe. Gracias a mis anteriores experiencias enseñando otras modalidades los primeros dos años de adaptación en Buenos Aires me resultaron cruciales y pronto me di cuenta de que estaba preparada y dispuesta a impartir mis clases íntegramente en español. Sin esta nueva destreza lingüística habría sido imposible dar clase en estas alejadas zonas en las que no se hablaba inglés. Tras mi primera conferencia sobre Aqualead y después de enseñar los símbolos, que todos ya tenían en las notas que se les facilitaron, dividí el grupo en dos e impartí la iniciación a una de las mitades mientras mi amiga impartía iniciaciones a la otra mitad del grupo. Todo funcionó a la perfección y el ambiente de la clase se adaptaba a todas las edades. Pronto toda la clase practicaban en sí mismos Aqualead y de forma recíproca y todos enviábamos energía a distancia. Era evidente que se había producido un cambio de tipo energético por todo el lugar. Estaba ante una magnífica oportunidad para poder trabajar con una gente tan sorprendente y de fiar, teniendo en cuenta que no me conocían de nada y que era una extranjera en su país. Todo procedía de la fe y de la confianza y, al trabajar desde esta actitud, nada salió mal.

Al día siguiente continuamos con el segundo nivel de Aqualead. Se presentaron los símbolos y, tras la iniciación, estábamos todos enviando sanación a distancia desde el centro de Argentina. Al final de la clase pregunté a un grupo qué les parecía proceder al nivel de Maestro Aqualead el día siguiente día, dado que mi amiga y yo teníamos que volver a Buenos Aires en la tarde del día siguiente. Les expliqué que se trataba de una enorme cantidad de energía y de información para tan poco tiempo. Sin embargo había una sensación de urgencia por aprender esta energía. Mientras estuvimos en la zona fueron frecuentes los problemas de sequía y de incendios forestales. Tras preguntarles quiénes deseaban asistir a la clase de Maestro todos levantaron la mano, por lo cual preparé la clase para el día siguiente. El resto del día unos lo pasamos caminando por las montañas y otros descansando cerca de las pequeñas cascadas del río mientras tomábamos el sol, como yo misma. Esta zona contenía una energía fascinante, como de otro mundo, su pequeña granja estaba situada en medio de áridas montañas. Las paredes de su casa estaban adornadas con pinturas surrealistas de naves espaciales, maestros ascendidos y haces de luz que bajaban del firmamento. Una construcción adjunta a la casa tenía botellas de cristal incrustadas en las paredes de cemento, por donde entraba la luz del día. El suelo de cemento tenía piedras de cuarzo incrustadas. El misterioso ambiente de este lugar le hacía a una sentarse y meditar allí mismo.

A la mañana siguiente tuvo lugar la clase de Maestro Aqualead con un grupo de ya 17 personas. De nuevo dividimos el grupo en dos e impartí la iniciación a la mitad de la clase, mientras mi ayudante iniciaba a la otra mitad. Al impartir las iniciaciones la energía llenó la habitación. Era una experiencia sorprendente iniciar a tantos Maestros de Aqualead al mismo tiempo. Resultaba aún más gratificante la influencia recíproca con un grupo de personas que se mostraban tan abiertas al resto del universo. Aqualead estaba sin duda preparada para expandirse. Los alumnos de la clase formaban parejas y practicaban iniciaciones de Aqualead. Parecía como si todos ellos ya lo hubieran hecho antes. Una vez partieron todos había ya Maestros de Aqualead en la provincia de Córdoba y en Rosario, Santa Fe. Estos primeros Maestros a los que iniciamos durante aquellos tres días iban a tener muchos discípulos de Aqualead, al expandirse por todas las provincias de Argentina.

Mi siguiente viaje importante a Argentina tuvo lugar en enero del 2010, cuando fui a *Puerto Iguazú,* en la provincia de Misiones. Fui allí de vacaciones porque sentía la necesidad de conectar con las aguas de las impresionantes Cataratas del Iguazú, al norte del país. Llegué sola en autobús a la ciudad de Puerto Iguazú y recorrí a pie una corta distancia hasta el hotel, donde sentí que tenía que entrar. El propietario era amigable, locuaz y enseguida me preparó una habitación. No me di cuenta de la suerte que había tenido, ya que estábamos en temporada turística alta (enero es verano en Argentina) y lo normal era no poder encontrar habitación en un hotel. Aún más sorprendente es que en el hotel en que me alojaba hice amistad con una pareja de México que se alojaban allí con sus hijos. Tras una breve conversación les mencioné Aqualead e inmediatamente se mostraron interesados por aprenderlo. Y así fue como, durante el escaso tiempo que estuve allí alojada, acabé impartiéndoles a ambos los tres niveles de Aqualead. Se convirtieron en los tres primeros Maestros de Aqualead originarios de México.

Visité el Parque Nacional Iguazú y caminé entre las cataratas. Envié una gran dosis de energía Aqualead a aquellas aguas y conectar con el poder de las mismas resultó una experiencia inolvidable. Era interesante sintonizar con las rugientes y blancas aguas y observar estas gigantescas columnas de agua caer en picado a tan sólo unos metros. Podía también sentir de cerca la presencia oculta de los seres elementales que protegían este impresionante paraje. Estas cataratas se hallan en la frontera entre Argentina y Brasil; la frontera paraguaya está también cerca. Posteriormente, durante ese mismo año, dejé Buenos Aires para visitar Canadá en diciembre del 2010, y poco a poco empecé a trasladar a casa algunas pertenencias.

Tras mi vuelta definitiva a Canadá en junio del 2011 la energía me hizo de nuevo desplazarme. En septiembre del 2012 viajé a Reykyavik, Islandia, para impartir Aqualead por medio de la amiga a la que había conocido en Buenos Aires mientras residía allí. Luego participé en una feria holística en Mossfellsbaer, cerca de Reykyavik, durante mi primera visita. La energía parecía querer expandirse por diversos lugares; en mi segundo viaje a Islandia tuve la oportunidad de visitar la isla con mucho más detalle, desde el sur hasta los fiordos occidentales gracias a mis amigos. A continuación, en octubre del 2012 viajé a Nueva Jersey, Estados Unidos, para compartir Aqualead con grupos de nuevos amigos y alumnos, tras conectar con una amiga y Maestra de Reiki que vive allí.

Capítulo iii

Sanación Y Manifestación

1. Descubrimiento de más información

El Programa Aqualead comenzó con sólo cuatro símbolos y una cantidad limitada de información. Siempre pensé que la modalidad permanecería inalterable. Sin embargo, esto último demostró no ser así. En mayo del 2009 el programa se expandió y se añadió más información, hecho que no me esperaba. Mi trabajo de canalización continuó y avanzó hasta alcanzar un nivel más elevado. Estaba de vuelta al trabajo por la tarde del 14 de mayo cuando recibí la inspiración para dibujar más símbolos. No estaba segura de si estos símbolos eran para su uso en el método Aqualead; independientemente de ello yo me limité a dejarme llevar por Aqualead. Durante unos cuantos días dibujé una serie de cinco nuevos símbolos, cada uno con su nombre correspondiente. De forma casi simultánea recibí información mucho más precisa sobre todos los símbolos, tanto los nuevos como los ya existentes. Los nuevos símbolos transmitidos no guardaban relación con el agua, por mucho que se hubiera expandido el alcance del trabajo energético que un Maestro de Aqualead pudiera realizar. Fueron mis maestros los que me enviaron estos símbolos, sin embargo esta vez no sentía la presencia de ningún ángel. El primero de estos nuevos símbolos que transmití supuso para mí otro punto decisivo en mi vida; este símbolo, que denominaré *símbolo de transformación*, me parecía ser con mucho el más poderoso de todos los símbolos del método Aqualead. Era tan poderoso que lo primero que pensé fue integrarlo en el nivel de la Maestría.

No obstante, con el tiempo mis guías me indicaron que lo incorporara en el segundo nivel de practicante, para que más gente pudiera aprenderlo y utilizarlo. Este símbolo de transformación demostró ser, según creo, el más importante e influyente de Aqualead. Se añadieron nuevos símbolos a los niveles, lo cual significaba que un alumno disponía de más de un símbolo con el que trabajar a cada nivel. Esto dio como resultado un gran cambio en la manera de practicar, aprender y enseñar Aqualead. Los practicantes podían expandir su ámbito de sanación de otras maneras además de la enfocada exclusivamente en el agua. Tuve la sensación de haber recibido una actualización. Poco después de estudiar y de incorporar al programa Aqualead estos símbolos me comuniqué con todos los Maestros y practicantes de Aqualead para informarles al respecto. Afortunadamente no fueron necesarias más iniciaciones. Todos los practicantes y Maestros de Aqualead estaban ya iniciados a la frecuencia de estos símbolos; era únicamente cuestión de transmitir la información. Ya entonces fue fácil localizar a todas las personas que tenían Aqualead. Siempre mantuve un archivo de todas mis clases y de todos mis alumnos, así como de las correspondientes fechas. En aquel momento eran relativamente pocos. Era también el momento adecuado, ya que este cambio tuvo lugar antes de mi primera visita a Capilla del Monte.

Fue más o menos entonces cuando me mudé del apartamento del barrio de Almagro a mi propio apartamento en el cosmopolita barrio de *Belgrano*, en la calle Cabildo. Este traslado se produjo aproximadamente un mes antes de la llegada de toda esta información, lo cual suponía para mí mucha más libertad en mi radio de acción con Aqualead. Ahora vivía sola en mi pequeño apartamento de una habitación, en el que podía recibir visitantes, algo que no podía hacer antes. Esto significaba que disponía de mi propia aula y que podía enseñar Aqualead a mis alumnos en casa. Mi pequeño piso se convirtió en una escuela de Aqualead. Recuerdo perfectamente haber transmitido el símbolo de transformación al final de la tarde tras llegar del trabajo. Ya había garabateado la información y el nombre del símbolo en un trozo de papel mientras estaba sentada en el trabajo.

El ámbito de sanación personal y medioambiental se expandió mediante el uso de estos nuevos símbolos, lo que nos permitía ahora trabajar en diferentes aspectos de la sanación de la Tierra. Algunos de estos nuevos aspectos de la energía adoptados se situaban en los ámbitos de la agricultura y del crecimiento de las plantas, en la transformación y disipación de energías negativas, en la consciencia y comunicación animales, además de en formas alternativas de energía puestas en práctica al nivel de Maestro. En este momento disponíamos de nueve símbolos. La llegada del símbolo de transformación tuvo una considerable repercusión y pareció tener la capacidad de liberar y de descubrir cualquier tipo de situación o de energía negativos y de verterlas al aire libre. El símbolo parecía generar orden a partir del caos. Esta nueva herramienta parecía perfectamente adaptada y absolutamente necesaria para este mundo nuestro, tan saturado de energías inferiores y de violencia. Lo que también resultaba perfecto en este nuevo y significativo símbolo era que su ámbito de sanación no quedaba restringido al agua y a la naturaleza: se podía aplicar a la sociedad o a las instituciones humanas, como por ejemplo gobiernos, empresas o escuelas. Se podía igualmente utilizar con ideas o ideologías como el racismo o cualquier tipo de situación negativa o forma de injusticia que no tuvieran necesariamente un origen natural. Con la llegada de este nuevo símbolo de transformación sentí que la sanación mediante Aqualead había avanzado un paso y me pareció que todos estábamos a la altura de las circunstancias. Sin duda alguna Aqualead nos había conducido a la siguiente fase y a la siguiente dimensión.

Poco después me reuní con mi amiga Marian, que me expresó su deseo de que los Maestros de Aqualead nos reuniéramos en su casa y pasáramos un día practicando e incorporando la energía de cada uno de los nueve símbolos. Me pareció una magnífica idea. Un día nos reunimos un grupo de ocho en su casa y recorrimos cada uno de los símbolos, en cada uno de los cuales nos centraríamos en los elementos que se le atribuían al mismo. Parecía que estábamos realizando un cursillo de artes y de artesanía. Sin embargo, esto permitió a la energía de Aqualead expresar ante nosotros su capacidad creadora y sus colores. Pusimos música, aceites esenciales, incienso, cristales flores y otros elementos atribuidos que se podían añadir a cada símbolo. El proceso valió la pena y le doy las gracias a Marian por haber tenido tan magnífica idea. Esto nos ayudó a sentir la energía de cada uno de estos símbolos y los incorporó de forma accesible en nuestra práctica de Aqualead. Era de esta manera como Aqualead tenía que crecer y expandirse. El proceso tuvo un carácter revelador y enriquecedor para todos nosotros a los niveles personal y creativo. En este momento, con la cantidad de información y de conocimiento que habíamos recibido pensé que esto redondeaba la modalidad. No obstante, seguían llegando más conocimientos.

Posteriormente tuvo lugar una feria holística en casa de Marian, en la que varias personas pudieron hacer sus aportaciones y compartirlas con el resto de la asociación. En la feria había artesanía, cristales, masajistas terapéuticos y comida vegetariana. En esta exposición presenté Aqualead, con gran éxito: se trataba de la primera presentación en público de Aqualead. También aproveché la ocasión para impartir el primer nivel de Aqualead a un grupo de alumnos. Establecí nuevas conexiones y algunas de las personas a las que conocí en este acontecimiento con el tiempo se hicieron Maestros de Aqualead. Uno de estos nuevos Maestros estableció nuevas conexiones con otros nuevos alumnos; fue así como conocí a mis amigos Claudio, Roberto y muchos otros que acudieron a mi pequeño apartamento para aprender Aqualead. Claudio llegó a convertirse en una destacada e influyente figura de Aqualead como director de Aqualead de Buenos Aires y mientras estuve allí me ayudó mucho para elaborar manuales oficiales de Aqualead en español.

II. El retorno de los Unicornios

Jamás pensé que pudiera ponerme en contacto con los Unicornios, pero Aqualead demostró lo contrario. En diciembre del 2009 me llegó una nueva oleada de símbolos. Transmití seis nuevos símbolos, que se denominarían *símbolos de los Unicornios*. No sabía qué hacer con ellos y pensé que los tenía que guardar para mí misma. Según mis guías, estos símbolos sanaban esencialmente a los niveles humano y emocional. Se tenían que presentar sólo a los Maestros de Aqualead en una sesión como extensión a su ámbito de sanación. Solamente los Maestros podían aprender estos símbolos, a los que ya estaban iniciados mediante uno de los símbolos de Maestro. Sólo necesitaban que se los presentasen y conocer sus aplicaciones. Aun cuando yo acababa de familiarizarme con los seres elementales, los Unicornios eran seres que realmente me resultaban desconocidos. Fue durante el proceso de transmisión propiamente dicho cuando se me presentaron y pude ver su patente pasado en la Tierra.

Mediante estas energías pude constatar no sólo que los Unicornios existen, sino también que son seres vivos. Al igual que otros seres elementales, viven en el mismo marco temporal que nosotros, pero pertenecen a una dimensión mucho más elevada que la nuestra. No existen pruebas fehacientes de la existencia previa de Unicornios en la Tierra, pero siempre me fascinaron las numerosas imágenes de Unicornios presentes en tapices franceses medievales, en el arte medieval, en la heráldica europea o británica y en los escudos de armas. Parecía que en aquella época se tenía más o menos consciencia de ellos, o tal vez los artistas de la época eran inspirados por una fuente invisible. Si en algún momento los Unicornios realmente existieron en este mundo ¿se han extinguido? De ser así ¿qué les ocurrió? Me resultó curioso e interesante el hecho de que se me enviaran estos nuevos símbolos que correspondían a la vibración sanadora de estos seres sublimes, ya conocidos por este mundo desde tiempo inmemorial.

Y aquí estaba yo; mis maestros me decían que, aun cuando en nuestro mundo se sigue considerando a estos seres mágicos como leyenda, ellos poseían capacidades sanadoras que podíamos utilizar. Estos símbolos eran rayos de esta vibración de Luz y, trabajando con ellos, estábamos aprovechando directamente esta purísima, inocente y sensible vibración de los Unicornios. Se crea o no en la existencia de Unicornios sé a ciencia cierta que estos símbolos funcionaban y que quienes tuvieran la capacidad de usarlos podían afrontar una amplia gama de emociones como el enojo, la culpa, la vergüenza, la tristeza y el miedo. Recuerdo haber transmitido uno de los símbolos aquella tarde, que resultó parecer un Unicornio, y sentir una emoción repentina que percibí como enojo e impotencia, mientras intentaba frenéticamente saber cómo tenía que ser este símbolo. Sentí como si el Unicornio quisiera desde el papel abalanzarse sobre mí, como así ocurrió.

Lo que era de destacar respecto a los símbolos Unicornio era que se orientaban específicamente a abordar problemas humanos. Parece que Aqualead ya se ocupaba de la sanación medioambiental. Estos símbolos resultaban excelentes para su uso en una amplia gama de problemas emocionales como la depresión, el estrés y diferentes tipos de trauma emocional. Un símbolo demostró ser especialmente apropiado para tratar abusos sexuales, tanto para la víctima como para el delincuente. Otro de los símbolos de los Unicornios era ideal para resolver conflictos, ayudar a controlar el enojo, la impotencia y la rabia. Otro símbolo tenía la capacidad de tratar problemas y defectos genéticos transmitidos por los genes paternos. Era interesante comprobar lo que estos símbolos podían lograr, cómo funcionaban y cómo sanaban. A todos nos intrigaba y sorprendía la eficacia con la que funcionaba esta intensa sanación emocional cuando para ello utilizábamos los símbolos de los Unicornios.

De la misma manera que con los nuevos símbolos, estos les fueron presentados y ofrecidos a los Maestros. No todos los Maestros de Aqualead han aprendido los símbolos de los Unicornios: aprenderlos y utilizarlos es opcional. Sin embargo refuerzan el alcance de la sanación efectuada sobre una persona, y como resultado la persona que recibe la sanación obtiene gran provecho de ello. La puesta en práctica de los seis símbolos de los Unicornios no significaba añadir un nuevo nivel al Programa Aqualead, que conservaba los mismos tres niveles, pero donde los símbolos de los Unicornios se consideraban un añadido para los Maestros interesados en adquirir los símbolos y en aplicarlos en su práctica.

III. Trabajando con los Elfos

Desde mi primer encuentro con ellos durante mi segunda visita a Canadá siempre sentí la presencia en mí de los seres elementales, donde quiera que fuera. Siempre me sentí acompañada y protegida. Esta conexión con ellos me permitía disfrutar de una relación más estrecha a nivel personal, desde el respeto a su manera de vivir y a su cercanía a la naturaleza. Estos seres elementales eran sabios y en general compasivos para con la raza humana, y mi estrecha relación con ellos me permitió apreciar estas características. Ellos también conocían la sanación de la naturaleza y de los animales, así como la eliminación de la energía negativa y el cuidado del entorno. Estos seres me sorprendieron por su carácter de sanadores y de anunciadores: su elevado nivel de su vibración energética les permitía trabajar con los elementos y originar situaciones que parecían inimaginables. Parecían ser maestros de la abundancia y me recordaban la generosidad del universo mismo. Los Elfos me recordaban cómo la hierba crece sin esfuerzo desde el suelo o cómo el sol brilla eternamente, independientemente de la cantidad de seres que se aprovechan de sus rayos. En su presencia sentía escasa preocupación por el sustento o por la prosperidad, ya hasta el día de hoy conservo este sentimiento de paz y de seguridad, ya que sé que el universo siempre nos mantiene. Ésta es tan solo una de las valiosas lecciones que me han dado los Elfos durante un periodo de tiempo. No estoy segura de sí la energía Aqualead los ha atraído, o de si tal vez su presencia reforzaba el efecto de la energía. Tampoco estoy segura de sí estaban relacionados con aquellos seres que me enviaron la energía. Con todo, tenía claro su poderoso efecto purificador sobre el entorno y sobre los demás, que es lo que también hace Aqualead. Entre ambas energías existe un estrecho parecido.

Además de apoyar y proteger la naturaleza, Aqualead ofrecía una vibración más elevada que se dirigía a los seres elementales y a su entorno. Las Hadas se hacían más claramente visibles para quienes disponían de Aqualead, y parece que la energía, sobre todo al segundo nivel, las atraía hacia quienes la enviaban. El número de avistamientos de Hadas aumentó considerablemente entre mis alumnos gracias al uso y práctica de Aqualead. Algunos de mis amigos, sanadores sensibles y Maestros de Aqualead, pudieron percibir la presencia de los seres elementales en mi apartamento o a mi alrededor mientras trabajábamos con la energía.

La mayor presencia de los elementales en nuestro mundo nos envía un claro mensaje sobre la importancia de conectar con la Tierra y con la necesidad de conducir nuestras vidas de manera más armoniosa y respetuosa hacia el planeta. Esta postura se aplica igualmente a los a todos los animales, ya sean domésticos o salvajes. Otro mensaje importante procedente de estos seres sabios es la importancia de reconocer, respetar y honrar a los árboles, como ellos hacen.

IV. EL RÍO INTERIOR

Con el tiempo me sentí guiada por la energía a incorporar y a reforzar la meditación en la práctica de Aqualead. Sentí que la meditación ayudaría a practicantes y Maestros a profundizar en su práctica de Aqualead a cada uno de los niveles. Otro aspecto que se vio posteriormente reforzado gracias a mis amigos elficos fue la importancia de conectar con la presencia y con la energía de los árboles. Pasar tiempo en la naturaleza en la presencia de estos esbeltos y majestuosos seres resultó de gran utilidad en la práctica de Aqualead y sirvió para recordarnos el motivo de la presencia de Aqualead. La meditación constituye una destreza elemental en muchas prácticas espirituales, como el yoga. Es universal y permite a quienes la practican limpiar su energía y su mente, con lo que se crea un espacio favorable a la energía en el que el trabajo con la misma se efectúa de manera más eficaz. La meditación mejora las destrezas del individuo como sanador y le permite agudizar la mente y hacer circular su energía para que ésta se equilibre por todo el cuerpo. Descubrí que la puesta en práctica de la meditación en el Programa Aqualead mostró ser de gran utilidad para todos los practicantes y Maestros.

Mediante la energía y su elevada frecuencia también descubrí la importancia de permanecer asentado mientras se trabaja con Aqualead. Este aspecto era absolutamente crucial para la práctica de Aqualead al nivel de Maestro, en el que los cuatro símbolos son muy potentes y tienen más que ver con la manifestación y la impartición de iniciaciones. En mis clases siempre hago hincapié en este aspecto a mis alumnos, sobre todo antes de que empiecen a practicar. Siempre centraba la atención de la sesión de sanación en tobillos y pies, donde se produce el asentamiento propiamente dicho. Este aspecto era de la máxima importancia para que los practicantes permanecieran asentados y conectados con el momento presente mientras realizan este trabajo de altísima energía. Por este motivo los alumnos siempre están asentados al final de la iniciación de Aqualead en las clases.

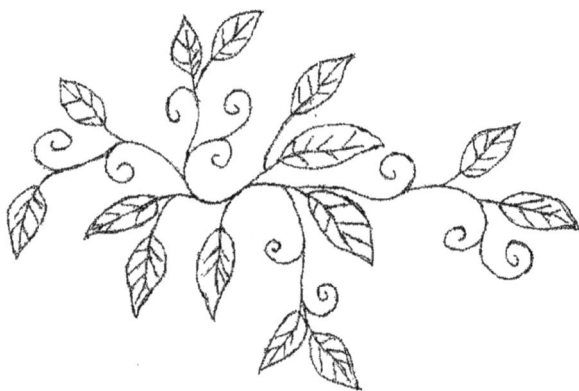

Sabine Blais

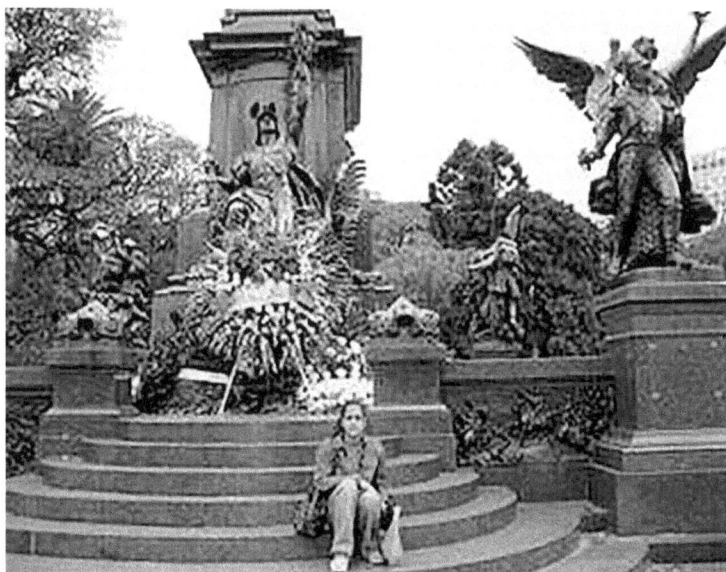

1. Recién llegada a Buenos Aires, en septiembre del 2006. Era nueva en este lugar y todavía me estaba adaptando al entorno.

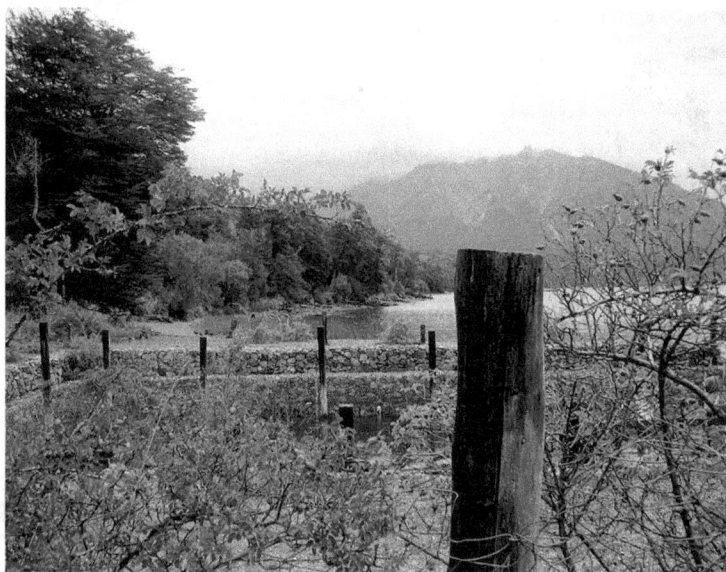

2. Visita a Bariloche, en la provincia argentina de Río Negro, en marzo del 2009. Bariloche se convirtió en la sede permanente de Aqualead.

La Historia de Aqualead

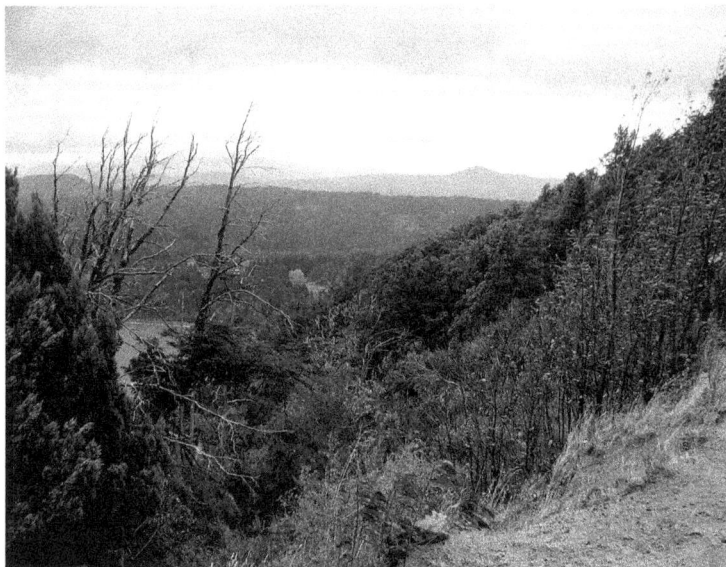

3. *Parque Nacional Llao Llao,* cerca de Bariloche, Argentina.

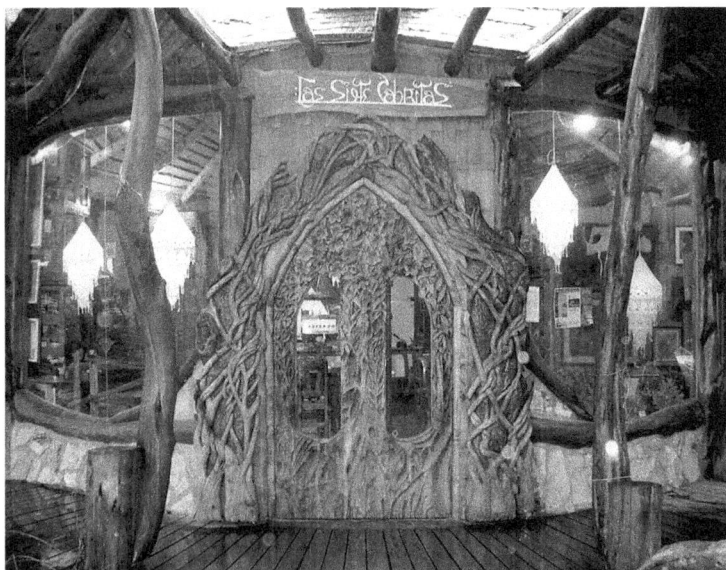

4. Una *puerta Elfica,* en una tienda de la *Colonia Suiza*, cerca de Bariloche, al sur de Argentina.

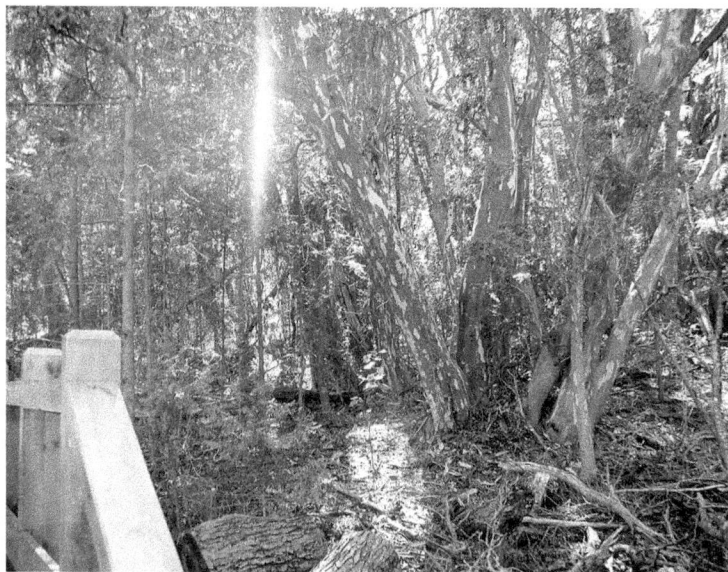

5. *Bosque Arrayanes,* en *Lago Nahuel Huapi.* Estos árboles tienen un aspecto incomparable, y en las fotos que hice en estos bosques aparecieron muchos *globos de luz.*

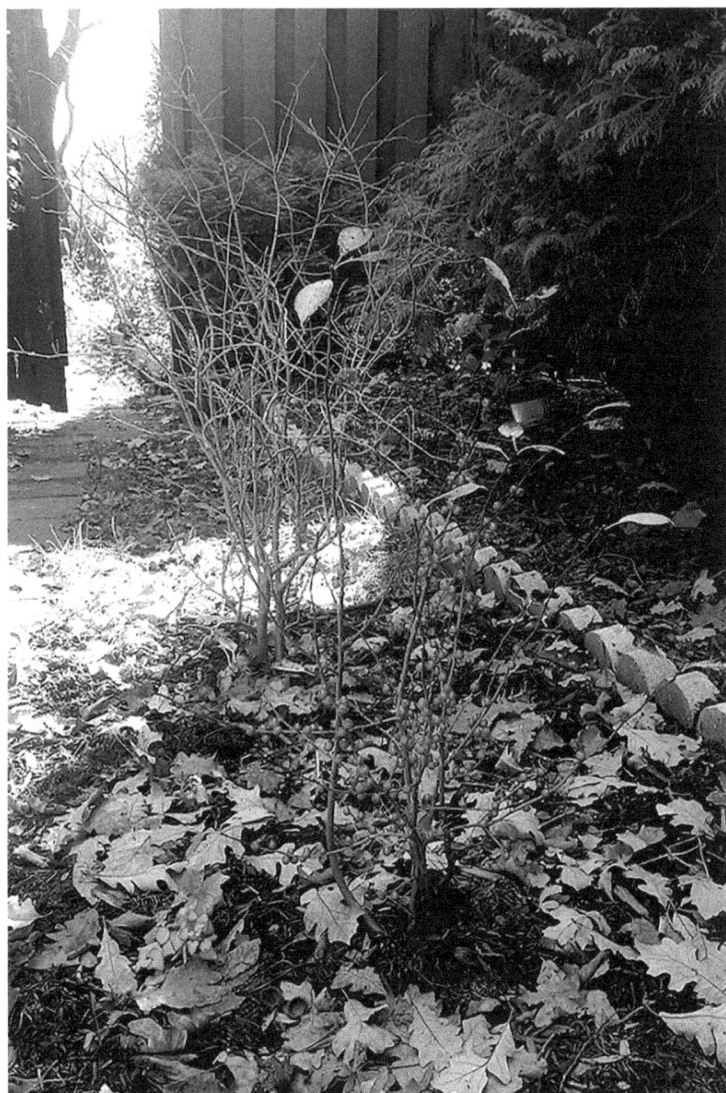

6. Aqualead tiene una considerable repercusión aquí en Canadá, en todos los seres vivos.

Segunda Parte

PRÁCTICA Y ENSEÑANZA DE AQUALEAD

Capítulo IV

La Tierra Y El Universo

I. De un océano al otro

La práctica de Aqualead es esencialmente tan importante como su enseñanza, por no decir más. Aqualead es una energía con voluntad propia; su intención es sanar y purificar el agua y el planeta entero. Sin embargo, para lograr dicho objetivo, o para ser aplicada sobre algo, tiene que ser dirigida y canalizada mediante las manos del sanador. Cuanto más se practique y se envíe Aqualead distancia, más energía Aqualead habrá en este mundo. Una vez canalizada en esta nueva dimensión, la energía permanece aquí y comienza a actuar. Esto explicaría por qué era tan urgente desde el principio mismo de empezar a enseñar Aqualead a alumnos dispuestos y a lograr que la enseñaran tan pronto. La energía quería simplemente manifestarse allí y empezar a descontaminar muchos lugares diferentes. Necesitábamos poner en marcha este proceso lo antes posible. Por su carácter incomparable esta energía me hizo entender que también me servía como guía y como profesora. Por este motivo tenía que escucharla y seguir su ejemplo. Por ello me pareció inevitable dar rienda suelta a esta energía para que pudiera hacer su trabajo. La energía se desplazaba no sólo a través de mí, sino también de otros practicantes, Maestros y alumnos. Mediante algunos de mis alumnos aparecieron nuevos practicantes y Maestros a medida que se expandía la modalidad y pronto éramos más los que practicábamos Aqualead.

Nos dimos cuenta de que podíamos enviar Aqualead a cualquier parte, ya fuera a un bosque en llamas, a la caza furtiva de especies animales en peligro o a una disputa doméstica. El ámbito de la práctica de Aqualead se vio ampliado: algunos practicantes y alumnos de Aqualead empezaron a añadir Aqualead a su propias actividades de sanación energética combinándola con otros métodos de sanación u holísticos como Reiki, masaje, reflexología, aromaterapia y yoga. Algunos Maestros de Aqualead empezaron a utilizar Aqualead con pacientes de cáncer o con los que padecían graves enfermedades crónicas. Se me ha preguntado si era posible tratar con Aqualead pacientes que padecían otras enfermedades de este tipo y yo les he respondido: *"Sí, por supuesto. Inténtenlo"*. Un aspecto importante de la energía Aqualead consiste en que su finalidad exclusiva es sanar y originar cambios con el objeto de generar un efecto sanador positivo. No se puede utilizar con intenciones negativas y esta energía, por muy potente que pueda ser, no puede causar daño ni agravar la enfermedad de una persona. Lo que sin embargo sí puede que haga es generar potentes síntomas de liberación, a medida que el cuerpo empieza a liberar energías y toxinas. Este malestar, a pesar de ser desagradable, es temporal, y, una vez terminada la purificación, llega una sensación más poderosa de bienestar.

La energía ha demostrado sus múltiples aplicaciones en todos los aspectos de la vida humana. Aqualead se ha practicado también durante el embarazo, el parto y en pacientes que se recuperan de intervenciones quirúrgicas, con resultados positivos. Esto por supuesto *no garantiza* que

Aqualead cure completamente cualquiera de estas enfermedades; sin embargo existe la posibilidad y la esperanza de que por algún medio pueda aportar cambios positivos y proporcionar a estos pacientes alivio y apoyo. Aqualead abre un nuevo abanico de posibilidades en el trabajo con energías, ya que sana y modifica el agua de todas las células del cuerpo humano. El agua representa el 70% de la masa corporal y, una vez expuesta a la energía, puede por tanto liberar al cuerpo de una considerable cantidad de toxinas. Cuanto más hemos practicado Aqualead, más hemos aprendido y mejor hemos entendido su práctica y la ayuda que ha proporcionado a los demás, no solamente a nivel físico sino también a nivel mental y emocional. Descubrir la práctica de Aqualead en una amplia gama de temas y de situaciones fue una aventura en la sanación misma, sin embargo, no de una manera temeraria, sino más bien como si se nos guiara en un viaje nuevo estimulante. Esta energía es de hecho un profesor para quienes se muestren dispuestos a recibir su sabiduría.

Aqualead sigue siendo una energía nueva, y su elevada vibración ha demostrado crear cierto "shock" en su entorno. Esta reacción es normal hasta que el entorno correspondiente se ajusta a una vibración más elevada. Esto implica la liberación de energías antiguas o inferiores. Es así como suele ocurrir el proceso de sanación. Esta crisis de sanación puede suceder no sólo en el cuerpo humano sino también en situaciones en las que se libera una enorme cantidad de energía, lo que aparentemente podría agravar la situación. Ya he advertido a mis alumnos de este proceso, especialmente al enseñar el símbolo de transformación. Cuando se usa, la situación se liberará de su desequilibrio o de su negatividad, que dejará expuestos a plena luz. Esta liberación ocasionará a menudo una crisis y, mediante esta crisis, se podrá establecer un nivel más elevado de equilibrio. Por este motivo Aqualead puede que al principio parezca intensificar una situación de crisis ya existente. Este agravamiento es no obstante temporal, ya que probablemente había problemas subyacentes ocultos, como por ejemplo energías inferiores u otros factores que necesitaban previamente hacerse visibles.

Dado que, al contrario de las energías más frecuentes que el mundo ya conoce, como la electricidad o la energía solar, Aqualead es una sutil energía sanadora, lo que hace difícil demostrar científicamente su funcionamiento y utilidad en la sociedad actual. Las energías sutiles son como los colores: no se hacen visibles mientras no se les aplica a un objeto físico. Sólo en ese momento el color se hace visible como *rojo o azul,* por lo tanto, sería difícil evaluar la eficacia de Aqualead por sí misma en la investigación científica o con cualquier instrumento físico concreto. Hasta el momento no se han efectuado ensayos con agua antes y después de ser tratada con Aqualead. Si alguien quiere realizar este experimento estoy deseando ver los resultados, caso de haberlos, pero por mi parte no voy a dar pasos en esa dirección, ya que no considero pertinente ni necesario saber que Aqualead produce efectos. A esto hay que añadir que, a mi juicio, las muestras de agua no confirmarían ni medirían el grado de éxito de la actividad sanadora de Aqualead.

Aqualead es una energía en la que he aprendido a confiar desde sus inicios. Y cuando veo todo el anterior proceso de transmisión y observo cómo mis amigos y colegas se interesaron tanto por ella, no me preocupa tener que apoyar la validez de la energía Aqualead con investigaciones científicas o instrumentos especiales. Quienes han mostrado interés por aprender Aqualead estaban realmente dispuestos y preparados para hacerlo. Los escépticos, a quienes puede resultar molesta la idea subyacente a esta energía, se han limitado a no aparecer. Para mí es cuestión de *estar preparados* para embarcarse en este viaje, además de saber encontrar el momento oportuno. Creo que en la vida de una persona hay un momento para cada cosa y que, para empezar a aprender Aqualead, cada persona tiene que elegir el momento adecuado. Todo tiene que ver con mostrarse receptivo al universo y seguir los signos y las directrices que se nos envían.

Aqualead ha llegado para enseñarnos muchas cosas: examinar y cuestionar todo lo que hemos aprendido en el pasado, nuestra forma de vivir, nuestros hábitos de consumo, la manera como la raza humana nos tratamos los unos a los otros y especialmente cómo tratamos a las demás especies. Por ello a veces siento que Aqualead no es simplemente un nuevo útil de sanación sino también una nueva manera de reflexionar sobre nosotros mismos, casi como un movimiento de cambio. Parece que, mediante el uso y la práctica de esta energía, emanan un nuevo ideario y modo de vida muy similar a las formas de vida aborígenes e incluso a veces con algunos elementos del *chamanismo*. Puede que mediante el uso de Aqualead algo nuevo vuelva a emerger desde el pasado, algo nuevo que todos creíamos extinguido. Veo Aqualead como una nueva manera de redefinirnos a nosotros mismos. Esta energía nos pone a nosotros y al mundo ante el espejo, no sólo para mostrarnos nuestros defectos sino también para indicar dónde ha de producirse el cambio y el centro de atención de la sanación.

Todos los problemas mundiales a los que nos enfrentamos en nuestros días, como la violencia, la corrupción, el maltrato sexual, la contaminación, la desforestación y la crueldad hacia los animales se nos hacen más visibles, evidentes y, por tanto, más preocupantes. He podido observar lo anterior con personas de mi entorno que practican Aqualead o que se hacen Maestros de Aqualead, en quienes se han producido cambios sustanciales a nivel personal. Algunos Maestros experimentaron una profunda transformación personal, otros han experimentado cambios en sus relaciones, como la separación, otros se han desplazado o trasladado, y otros han experimentado un cambio radical en sus hábitos y en su modo de vida, de forma positiva. Muchos experimentaron una serie de síntomas de sanación, ya que la energía parecía limpiar algo en su interior para luego hacerlo salir, sin embargo, tras la crisis estaban más sanos y fuertes que nunca.

La práctica de Aqualead es esencialmente sanación directa. Sin embargo no siempre es necesario el contacto de las manos para canalizar la energía. La energía siempre sigue a la intención. Aqualead normalmente se practica colocando las manos directamente sobre determinados centros energéticos del cuerpo humano (llamados *chakras*). Aqualead no trata todos los chakras por un motivo que descubrí. Nos saltamos, por ejemplo, el chakra corona porque mediante el sexto chakra, llamado el *Tercer Ojo*, la energía penetra y realiza todo su trabajo en la parte superior del cuerpo y del cerebro. El Tercer Ojo está conectado con la glándula pineal, un órgano muy importante relacionado con la meditación, la espiritualidad y la consciencia. Es en este nivel donde Aqualead quiere centrar el trabajo sobre una persona en los ámbitos de percepción y de consciencia. El tercer ojo tiene también que ver con la clarividencia y con la capacidad de ver lo que el ojo humano no puede percibir. Tiene que ver con la capacidad de ver la verdad existente tras el disimulo y de disipar ilusiones. Es interesante observar que, al trabajar con un nivel tan elevado de energía en una persona, dicha energía la sanará mejorando la comprensión y ayudándola a discernir la realidad subyacente a los problemas a los que se enfrenta.

Es éste otro aspecto importante de la sanación, que no consiste exclusivamente en aliviar los síntomas de la enfermedad y transformar el problema en un resultado más positivo, sino también en que la persona comprenda la *razón por la cual* el problema está ahí. Toda enfermedad o problema de la vida lleva un mensaje y proporciona pistas a la persona respecto a qué dirección necesita seguir en su vida. Esto se aplica igualmente a las relaciones con los demás. Resolver un problema significa a menudo entender el mensaje que subyace al mismo, para luego integrar estas lecciones en la consciencia propia. La persona queda luego liberada de este modelo de conducta y puede avanzar, ya que se ha eliminado el bloqueo. La percepción que rodea al problema es igual de importante que la sesión de sanación realizada o enviada a distancia. Buena parte de la actividad sanadora realizada con Aqualead gira alrededor de este aspecto. Cuando somos capaces en primer lugar de entender *por qué* ocurren estas enfermedades y el motivo por el han aparecido se abre un nuevo espacio desde el cual podemos cooperar y evitar que vuelvan a ocurrir.

II. DE UNA DIMENSIÓN A OTRA

Aqualead es una energía de una dimensión más elevada que la nuestra. La considero una energía de la *quinta dimensión*. No sólo se percibe de forma intuitiva, también se puede sentir físicamente mientras se practica y mediante los tipos de cambios que genera. Se percibe en su fortaleza y en su carácter. Es una energía vivaz que se percibe lisa y llanamente como ninguna otra cosa de este mundo, lo que genera más posibilidades y muestras de sanación. Las diferentes dimensiones espirituales se expanden de la siguiente manera: la *tercera dimensión* representa un nivel más denso de consciencia. Se centra en los estados físicos y materiales de ser; es también un espacio que crea una dualidad estática entre los conceptos de *bien* y *mal*. En la *cuarta dimensión* comenzamos a ver el choque de dos polaridades, mientras nos esforzamos para alcanzar un nivel de Luz más elevado. Este nivel constituye un desplazamiento y una mayor capacidad para trascender estas energías inferiores y más oscuras. En la *quinta dimensión* alcanzamos un nivel más elevado de formas de Luz y seres estelares. Accedemos a un nivel más *cósmico*: el miedo ha desaparecido, sólo queda la unidad. Es en este nivel donde encontramos una Luz más intensa, amor y la ausencia del sufrimiento físico.

Aqualead proporciona una sensación más potente, hecho que ha sido observado de forma unánime por quienes la practican, que pueden compararla con otras energías sanadoras. Parece que esta energía ha llegado para precipitar cambios sustanciales; sin embargo este cambio se hace necesario a nivel planetario, lo cual implica nuestra relación con la Tierra y nos obliga a cuestionarnos la manera como la tratamos. Y parece que lo estamos logrando con una nueva energía que viene del más allá y que sin duda se nos fue enviada por una inteligencia exterior. Sé también que Aqualead ha venido para generar una evolución en este planeta y en nosotros mismos. Esta evolución dela raza humana será imposible si no modificamos nuestra relación con la Tierra y con los animales. Esta travesía y este desplazamiento interdimensionales se producen en el progreso del Programa Aqualead, una vez finalizado el segundo nivel. La quinta dimensión puede reconocerse mediante la aparición de portales de energía, es decir, de vías de acceso que sirven como pasajes y permiten un encuentro seguro con energías más elevadas.

La quinta dimensión funciona al siguiente nivel: empezamos a pensar más allá de nosotros mismos y de nuestros intereses personales. Ahora nos preguntamos: *¿Qué puede ayudarnos a evolucionar como especie? Qué estorba o bloquea nuestra evolución? ¿Qué tiene que cambiar dentro de nosotros?* Aqualead, debido a su naturaleza, nos transporta a ese nivel. También empezamos a reflexionar más profundamente: *¿Coexisten todas las especies de la Tierra en paz y armonía? Si no es así ¿por qué motivo?* Otra peculiaridad de Aqualead es que la sanación no se centra exclusivamente en los seres humanos. Aqualead se dirige por igual a los árboles, a la flora y a todas las especies animales, no sólo a los animales domésticos. Nadie queda en el olvido o relegado, incluso si romper esta barrera implica dejar al descubierto verdades dolorosas. Éste es el camino que Aqualead nos pide que sigamos; es un empeño difícil que nos pide dejar de lado nuestro confort cotidiano y nos obliga a poner en cuestión nuestras costumbres. Es ésta una tarea difícil de emprender a nivel personal, pero necesitamos esta confrontación personal para poder ver lo que nos está limitando. Aqualead nos dice que empecemos a reflexionar como la raza humana y a preguntarnos si nuestra sociedad y nuestra manera de vivir no estarán creando víctimas. Esto es lo que Aqualead quiere poner el descubierto y sanar, ampliando así los límites de nuestra consciencia y de nuestra *zona cómoda*. Y esta energía parece querer proceder a este tipo de transición de forma rápida y sin demora; parece que la energía nos impulsa y nos prepara para un cambio radical.

Después de ya unos cuantos años trabajando con y enseñando Aqualead he sentido un gran respeto hacia ella y siempre me siento agradecida por este regalo al mundo y a mí misma. No obstante, la energía revela que todavía queda mucho trabajo por hacer. La idea misma de detener el daño que los humanos causan a la Tierra, y en su momento reparar sus consecuencias, parece una tarea abrumadora y descabellada. Pero creo que Aqualead ha llegado para ayudarnos a conseguir este objetivo. El mensaje que he recibido de la inesperada llegada de esta nueva forma de sanación es que *todo y cualquier cosa son posibles*. Aun así llevará tiempo. He notado que el trabajo de sanación energética procede a menudo de manera gradual: en la mayoría de los casos no hay resultados inmediatos de la noche a la mañana. El efecto dela sanación y de la subsiguiente liberación es equivalente al de pelar una cebolla: implica coordinación y puede resultar un ejercicio de paciencia. Lograr la sanación en sí misma, o *cura,* puede ser cuestión de años. Ayudar al planeta en esta transformación puede incluso tardar siglos: esto se lograría ayudando al mismo tiempo a equilibrar los elementos de la naturaleza y solventando el inmenso conflicto creado entre las sociedades humanas y la naturaleza. Es evidente que el planeta no puede seguir esperando siglos en esta situación y, con estos alarmantes problemas causados por la actividad de los humanos y por las guerras, se acentúa la necesidad de tomar medidas urgentes y de que sean más las personas que practiquen y enseñen Aqualead.

Contemplamos ahora un camino nuevo, de lo más estimulante, para el creciente número de asociaciones

Aqualead por todo el mundo que trabajan con esta nueva energía. Disponemos ahora de una nueva manera de desmontar estructuras antiguas y caducas para, tras cruzar el caos, establecer un orden nuevo y más elevado. Es este rápido cambio de dimensión lo que nos permite lograrlo. Semejante cambio nos ayudará también a hacer frente al ego humano y al interés exclusivamente personal, para que así podamos ver el verdadero camino que tenemos ante nosotros, sin la influencia del interés propio. Confío en que, de esta manera, alcanzaremos en el futuro mayores niveles de paz, de justicia y de amor, además de una genuina armonía con la Tierra y con la naturaleza.

III. Los alumnos de Aqualead

Sin los alumnos de Aqualead no habría ni practicantes de la misma ni, en su momento, Maestros. Siento que, de todo el trabajo energético que he realizado, nada me produce mayor satisfacción que enseñar el primer nivel y transportar a una nueva persona a través del umbral de Aqualead y hasta el mundo de la sanación energética. La gente que acude a mí puede ser de cualquier tipo y proceder de cualquier ambiente o circunstancia. Aqualead está disponible para todos, de cualquier clase social; no hay requisitos previos para aprender el primer nivel de Aqualead. Al ser gratuito, los alumnos no necesitan ser ricos o de una clase social más elevada para acceder a sus beneficios. Todo el mundo es bienvenido. He enseñado a sanadores muy preparados y con gran experiencia, y a principiantes sin experiencia previa en actividades de sanación energética, y la verdad es que he visto resultados espectaculares en ambos tipos de alumnos. Lo que he notado al enseñar esta modalidad es el elevado número de alumnos que inmediatamente pasaban al siguiente nivel y que con relativa rapidez alcanzaban el nivel de Maestro. No parecía existir temor ni vacilación algunos en los recién llegados a los que he dado clase. La gente parece de forma instintiva saber que esta sanación energética es importante, por no decir urgente para algunos.

El trabajo con los alumnos ha representado para mí una experiencia mágica. He descubierto también que las clases de Aqualead creaban un intenso vínculo entre todos sus asistentes. Los alumnos tendían a juntarse y a mantener la amistad después de las clases. Pronto se formaban grupos ya sea físicamente o mediante círculos en los medios sociales de Internet. Muchas de las amistades que hice en Argentina y en otras partes del mundo surgieron mediante esta energía y gracias a la labor realizada en clase con los alumnos. Siempre parecía haber un ambiente de confianza y de unidad con Aqualead. Tal vez la energía atrae a personas dispuestas a novedades y sin miedo al cambio. Podría deberse al hecho de que mucha gente de todo el mundo, no sólo los sanadores, comparten una preocupación creciente por el destino y el futuro del planeta y por el bienestar delos animales. En algunas de mis clases de Aqualead estos temas generaban debate entre los alumnos de los grupos. Lo que me resultaba sorprendente era la facilidad con la que en la conversación surgía el tema de los seres elementales. Parece que Aqualead sirve para recordar a las personas que hay una parte de ellas que creían olvidada o perdida. Las clases de Aqualead proporcionaban también un espacio seguro en el que los alumnos podían compartir sus creencias y experiencias en el mundo elemental, sin el temor ni el bochorno de ser ridiculizados.

IV. Transmisión de energía por todo el mundo

Hemos también organizado sanaciones en grupo, ya sea en persona o a distancia; hemos enviado energía todos al unísono, ya sea a los océanos, al bosque tropical del Amazonas o a un río cercano. Conforme aparecían los nuevos símbolos Aqualead, amplié las sanaciones en grupo para convertirlas en programas de sanación con Aqualead, como por ejemplo *Aqualead para el Amazonas* y *Aqualead para África*. El programa *Aqualead para el Amazonas* se centraban en abordar problemas de desforestación, de especies animales en peligro y en la defensa de los derechos de los aborígenes. Se envió igualmente a distancia gran cantidad de sanación Aqualead al continente africano, donde presté especial atención a los derechos humanos y a la protección de mujeres y niños. También hemos enviado Aqualead a los océanos objeto de vertidos de petróleo, de pesca de ballenas y de delfines, a gobiernos corruptos y a zonas de inestabilidad política. Algunos de nosotros, y yo misma, hemos enviado energía Aqualead a todo el mundo o a la Tierra a escala planetaria. Las posibilidades son ilimitadas. La energía dirigirá a menudo al sanador allí donde necesita ser enviado y los sanadores se sentirán intuitivamente guiados para proceder a la sanación o para enviar sanación a distancia para un problema concreto. Dado que la finalidad de esta energía consiste en equilibrar la naturaleza así como la vida que ésta sostiene, la energía parecía sentirse especialmente atraída hacia las especies animales y los ecosistemas, donde con más intensidad ha enfocado su actividad sanadora. Confío en que la idea de *paz en la Tierra* sea entendida desde un punto de vista nuevo, y en que se extenderá a todas las formas de vida de la Tierra, y no solamente como un derecho exclusivo reservado a la raza humana.

Aqualead nos recuerda que somos uno y que estamos hechos delo mismo. La mayor parte de la actividad sanadora realizada con Aqualead se centra en este aspecto, que trabaja en colaboración con la sanación del agua. Espero que Aqualead llene este vacío existente entre la actividad humana y la naturaleza y que ayude a la raza humana a cruzar sus barreras. Mientras sigamos sanándonos a nosotros mismos y a la Tierra, seguiremos transformando las estructuras de las sociedades humanas y transmutando energías negativas por todo el mundo. Espero que haya un equilibrio nuevo entre toda la vida y un entendimiento claro y respeto hacia otras especies a las que ahora se está esclavizando. Al enviar Aqualead a la Tierra y a los océanos expreso mi deseo de libertad para todas las especies, y también para la nuestra.

CAPÍTULO V

El Camino Del Maestro De Aqualead

I. Profesor frente a Maestro

Un Maestro Aqualead es una persona que ha finalizado el tercer nivel de Aqualead, lo cual implica que posee dos destrezas: la de usar y practicar los símbolos del Maestro, y que puede enseñar e impartir iniciaciones Aqualead. He podido comprobar que la mayoría de los primeros alumnos a los que he dado clase completaron los tres niveles y en seguida alcanzaron el nivel de Maestro. En ningún momento y de ninguna forma los forcé durante este rápido progreso de un nivel al otro. El nivel de Maestro Aqualead es un camino sin igual: no sólo amplía el ámbito de destrezas del practicante y ofrece la posibilidad de enseñar, sino que también proporciona un nuevo estímulo en tanto que camino personal y espiritual y como ejercicio de imparcialidad. Este nivel de Aqualead se centra en el tema de la *manifestación*. En los dos niveles de practicante hemos centrado nuestra energía en sanar la Tierra y el agua, el medio ambiente, las especies animales y en aspectos humanos. Toda la amplia gama de la actividad sanadora se lleva a cabo en el primero y en el segundo nivel de Aqualead.

Cuando el alumno accede al nivel de Maestro, la actividad energética proporciona una sensación diferente. Empezamos por dejar de lado el ámbito de la sanación para acceder a un nivel nuevo de exigencia y de crecimiento personales. Este nivel demuestra cómo estamos destinados a superar nuestros obstáculos y nuestras limitaciones de una manera práctica y segura. Sin embargo, muchos Maestros de Aqualead pueden elegir no practicar en absoluto Aqualead; otros lo practicarán y realizarán actividades sanadoras, mientras que otros pueden optar por el camino de la enseñanza. Cuando un alumno del nivel Maestro finaliza el tercer nivel se le dice que enseñar es *opcional* y no constituye una obligación. No todo el mundo puede enseñar, y aun cuando una persona puede ser un excelente Maestro Aqualead como sanador o practicarla a niveles personal y espiritual, puede que no sea adecuada para enseñar. He conocido grandes maestros de Aqualead que jamás antes habían dado clase. No hace falta ser profesor ni tener experiencia docente para asimilar y entender en su totalidad la información y resonar con la energía. Ser Maestro requiere *dominarse* a sí mismo y el conocimiento que se ha adquirido, un proceso que a menudo necesita tiempo.

La esencia misma de ser Maestro Aqualead empieza con el interior de uno mismo y con la energía que transporta. Es también una cuestión de intención. Es un camino nuevo, un camino de conocimiento y de purificación. No se puede enfrentarse el mundo y empezar a sanar a los demás a menos que uno se haya sanado a sí mismo y haya terminado el proceso de repasar su vida y su propio pasado. Todo tiene que ser reexaminado, todas las relaciones que se hayan tenido, experiencias personales, antecedentes familiares e infancia. Es un proceso de introspección que nos permite volver a evaluar las razones por las que queremos completar el tercer nivel de Aqualead. A los practicantes que ya tienen el segundo nivel de Aqualead se les sugiere hacerlo. Primero deben repasar y conocer en su totalidad la información impartida en el Programa Aqualead. Necesitan memorizar los símbolos; creo que un Maestro de cualquier disciplina debe conocer la información y poder usarla inmediatamente, practicarla, demostrarla y, en su momento, enseñarla. Este conocimiento se hace innato y automático. He aquí lo que dominar una disciplina implica: requiere tiempo, estudio, práctica y autodisciplina. Todo ello es fundamental. Aqualead es una destreza de nivel práctico que se aprende, se adquiere y se practica. Cuando se alcanza el nivel de Maestro Aqualead se ha de ser consciente de la responsabilidad que implica, y aún más si se desea enseñarlo al público en general. Por eso es importante el autoanálisis y el examen de nuestras intenciones, todo lo cual quedará patente desde el principio de cualquier clase.

A los Maestros de Aqualead se les otorga una posición de autoridad hasta cierto punto si empiezan a tratar con el público, y a presentar a los demás la modalidad energética. Si un Maestro empieza a usar su título para impresionar, para manipular a los demás o para servir a sus propios intereses personales la calidad de la práctica y de la enseñanza se pierde en gran medida. Por este motivo se hace necesaria la cooperación entre todos para mantener puras las intenciones de los Maestros de Aqualead en su conducta y en su actividad docente. Los Maestros son servidores de la Luz y de los superiores intereses de la Tierra. Ser Maestro de cualquier práctica o disciplina implica mostrar respeto hacia los demás y hacia la modalidad, y en última instancia hacia los alumnos.

Por este motivo hago hincapié en la preparación previa a la finalización de este nivel. Se ha de tratar con respeto e iniciar con gran cuidado y consciencia. Con esta cantidad de energía en sus manos, a los Maestros Aqualead se les pro-porciona una amplia gama de destrezas y se les otorga un considerable nivel de poder. Se ha de usar con prudencia, con una actitud de agradecimiento, de servicio y de dedi-cación para con la Tierra. Este paso que se elige dar es espe-cialmente significativo. También es el motivo por el cual los nuevos Maestros necesitan esperar y tomarse tiempo para integrar plenamente la energía procedente de la formación de Maestro, y conocer a la perfección la energía misma antes de empezar a enseñarla a los demás. Hay que procurar man-tener por todos los medios la exactitud del programa, así como el procedimiento de iniciación, y en este aspecto no tiene que haber modificaciones. Aqualead no es solamente un status sino también una manera de vivir.

No obstante, todo lo anterior no significa que los Mae-stros de Aqualead se conviertan inmediatamente en seres perfectos e iluminados. El dominio de cualquier destreza requiere tiempo y a menudo toda una vida de práctica, y en la mayoría de los casos constituye una oportunidad para aprender, desarrollarse y practicar la humildad. Sin embargo, la enseñanza de Aqualead requiere un cono-cimiento profundo de la modalidad y el entendimiento y respeto hacia el Programa Aqualead, para poder así evitar toda inconsistencia y discrepancia. Para el público que se acerque a un Maestro es importante saber que se trata de una persona de fiar a la hora de transmitir de forma exacta la energía y la información. Son muchos los practicantes de Aqualead que se hacen Maestros, pero son pocos los que optan por enseñarlo.

He añadido aquí una serie de preguntas que los prac-ticantes de Aqualead del segundo nivel deben formularse antes de acceder al tercer nivel de Maestro. Creo que puede

ser de utilidad para algunos de ellos para evaluar sus conocimientos, pensamientos e intenciones mientras avanzan su
en formación en Aqualead.

Cuestionario para practicantes del nivel II de Aqualead que desean acceder al nivel de Maestro:

- ¿ Me siento preparado para iniciar este curso?
- ¿Puedo dibujar correctamente todos los símbolos, y escribir sus nombres?
- ¿He memorizado los símbolos?
- ¿Estoy practicando Aqualead lo suficientemente o enviando en su momento sanación a distancia?
- ¿ Entiendo perfectamente la energía Aqualead, su finalidad y su naturaleza?
- ¿Cuáles son mis intenciones como Maestro Aqualead? ¿Quiero enseñarla?
- ¿He esperado por lo menos cuatro meses tras terminar el nivel II de Aqualead?

II. Ralentización

Una vez transmitida Aqualead, entendí gracias a mis maestros que tenía que haber un periodo mínimo de espera de 24 horas entre las iniciaciones. A pesar de ello tenía claro que tenía que pasar un periodo más largo antes de que los alumnos se iniciaran en el nivel de Maestro. Este periodo de espera nunca quedó claramente definido entre el segundo y el tercer niveles, pero tras la rápida proliferación de Maestros de Aqualead me sentí guiada y obligada a establecer un límite específico de tiempo con el objeto de reducir así el exagerado número de Maestros de Aqualead a los que se les enseñaba mal o que enseñaban con excesiva rapidez. En este momento he añadido un periodo de espera de cuatro meses entre el segundo y el tercer nivel de Aqualead, lo que ayudó a algunos a ir más despacio. Parecía que de esta manera mejoraba la calidad de la enseñanza, ahora más centrada en la calidad que en la cantidad. Es más gratificante aprender despacio una modalidad y tomarse el tiempo para asimilarla, y tomarse aún más tiempo antes de enseñarla; es más que probable que la espera valga la pena. Esto también generó una sensación de conocimiento y de consciencia, que viene aparejada con el deseo de iniciarse en el nivel de Maestro de dicha modalidad., lo cual era parte integrante del proceso de aprendizaje y de evolución que Aqualead nos ha traído a todos. El aprendizaje y el crecimiento siguen su camino.

Otro elemento que me sorprendió del nivel de Maestro es el mayor nivel de meditación que parecía integrar. Me vi pasando más tiempo meditando con estos símbolos, mientras los símbolos de los dos niveles de practicante parecían más dinámicos y orientados para abordar el mundo exterior. Descubrí que el nivel de Maestro proporcionaba un conocimiento mucho más profundo, no sólo en el trabajo de sanación realizado sino también a la hora de apartarme de los demás y recogerme en mi reflexión personal, casi como si de un retiro personal se tratara. En los ámbitos de contemplación y de observación me descubrí a mí misma: ahora era capaz de observar el mundo, la actividad humana, las plantas y los animales, y entender las cosas a un nivel mucho más profundo. Lo que los símbolos del Maestro Aqualead me hacían llegar era la preparación para la llegada de un mundo nuevo y de una Tierra nueva. Esta nueva sociedad que estableceríamos sería completamente diferente de ésta en la que vivimos, de carácter destructivo. Vi un mundo de paz, en el que los árboles eran honrados y respetados, los animales reverenciados como nuestros sabios maestros y guías. El agua era de nuevo limpia y pura. La Tierra recuperaría su pureza original.

Otra hecho que me sucedió desde la llegada y la evolución de Aqualead fue el aumento de capacidad creadora en mi vida y el deseo de expresarme a través de las artes. Mientras vivía en Belgrano, Buenos Aires, me sorprendió el súbito deseo de tocar el violín y el pito, conocí a profesores de música y pronto empecé a tocar ambos instrumentos musicales de la tradición musical celta. Empecé también a dibujar, a hacer bocetos y posteriormente a pintar; también volví a bordar, una destreza que había abandonado desde niña. Parecía que necesitaba dar salidas creativas para que la energía de Aqualead pudiera expresarse. Con la aparición de Aqualead en mi vida sentí que la energía me hacía reexaminar y revivir todos estos espacios artísticos que ya creía enterrados y perdidos para siempre. Es interesante el hecho de que estas antiguas destrezas que había abandonado hacía décadas fueron revividos por la energía y que constituían ahora el centro de mi vida e incluso un ámbito de estudio. Tras volver a Canadá me inscribí en una escuela de música en la que todavía toco y practico el violín. Acudí también a una escuela de arte y aprendí a pintar con acrílicos. Empecé también a tocar otros instrumentos musicales, como la guitarra y la flauta.

III. El camino sin fin

Cuando una persona termina el tercer nivel de Aqualead y se convierte en Maestro Aqualead su viaje no ha finalizado. Por el contrario: es sólo el principio. Ser Maestro Aqualead es algo que sigue creciendo para siempre en la persona. La energía te acompaña todos los días de tu vida y la guía y el apoyo que de ella se recibe es permanente. Por lo que a mí respecta no pasa día en el que no envíe o use al menos uno de los símbolos. Parece que el nivel superior de Aqualead te hace virar a otro nivel de vida en el que no se aplica el concepto de tiempo.

El mayor nivel de intuición que proporcionan las iniciaciones de Aqualead nos hace también más sensibles y perceptivos hacia los demás. Cualquier mentira, engaño o disimula se detecta inmediatamente, lo que hace difícil mantener relaciones con los que no son honrados o no sintonizan con su verdad interior. También encontré más difícil estar en lugares donde la energía es muy densa, pesada o negativa. Aproveché estas situaciones para utilizar constantemente Aqualead, contrarrestando y liberando así la negatividad. Es sorprendente la sensación de protección y de apoyo que proporciona verse rodeado de esta energía. En casa, en el trabajo o en la escuela, esta energía funciona sin parar y actúa sobre los que nos rodean. Es una situación en la que todos ganan. Al tratarse de una energía tan ecológica pude comprobar que me hacía mucho más sensible a los temas relacionados con el uso de productos químicos dañinos y con el bienestar delos animales. Me sentí mucho más inclinada a cultivar en el jardín mis propias frutas y verduras y a evitar herbicidas y pesticidas, a comprar alimentos orgánicos y a evitar marcas comerciales que prueban sus productos con animales. Ha surgido en mí un profundo sentido de compromiso con la Tierra y observo que la energía Aqualead me sigue instruyendo en esta dirección.

Como Maestra de Aqualead siento más que nunca que sigo siendo una alumna de esta modalidad. Cuanto más enseño más aprendo de los demás. De forma indirecta los alumnos de Aqualead me han servido de valiosos profesores y guías, que compartían en las clases experiencias e ideas de las que no había oído hablar. Mis guías, los seres elementales que me acompañan, también me han enseñado muchas cosas. Siento que el camino en que se me ha situado seguirá adelante para siempre. Los cambios generados por la presencia de Aqualead sirven siempre para recordar esta bendición. Esta evolución generada por Aqualead en este mundo comienza con los que primero aprenden esta energía y empiezan a practicarla y a enviarla. Siento en mí esta evolución mientras contemplo un futuro que pueda convertirse en el transcurso de las cosas ahora alteradas. Existe la posibilidad de que el mundo evolucione y se convierta a una forma de vivir más sencilla y natural, menos dependiente de las máquinas y más centrado en el agua y en los árboles. Crea igualmente la posibilidad de más fuentes alternativas de energía en vez de combustibles fósiles, como por ejemplo automóviles que funcionen con agua (algo que ya existe), o más automóviles eléctricos, además del fomento de las energías solar y eólica.

Todos estos cambios son fáciles de llevar a cabo y ya resultan visibles. Sin embargo sigue existiendo la necesidad de profundizar en la adaptación, y de hacerlo pronto. No estoy convencida de que este planeta pueda permitirse esperar otros sesenta años por el camino que llevamos hasta que la humanidad y sus líderes cambien de dirección. Estos cambios y evoluciones tienen que producirse de forma mucho más rápida. Hará falta tiempo para que se produzcan estas modificaciones, pero cuanto antes sea, mejor para todos. Es urgente cambiar de fuentes de energía y se han de explorar otras alternativas. Espero que la vivaz y creativa energía Aqualead aporte más innovación y transformaciones en ese aspecto. Tal vez esto explique el oportuno momento en el que Aqualead ha llegado a nuestro mundo. Siento que esta energía nos ha llegado en el último momento y que su llegada es muy bienvenida, no sólo por mí sino también por otros por todo el mundo.

Capítulo VI

Crecimiento Espiritual Y Prácticas Complementarias

I. Sobre los símbolos de los Unicornios

Estos seis símbolos constituyen una oportunidad para que los Maestros perfeccionen sus destrezas y expandan el ámbito de su práctica. Estos símbolos no representan un cuarto nivel del Programa Aqualead. De hecho no son realmente parte del Programa Aqualead en sí mismo ni se les considera energía Aqualead. Constituyen un añadido al programa, opcional para los Maestros. Estos símbolos guardan relación con uno de los símbolos del Maestro Aqualead, debido a las elevadas frecuencias de luz que albergan. Son instrumentos que pueden combinarse con los símbolos Aqualead, que pueden así aumentar considerablemente la eficacia de una sesión de sanación. Proporcionan un efecto curativo más profundo a nivel emocional, ya que abordan con mayor precisión la gama de emociones humanas relacionadas con diferentes situaciones y traumas. La energía Aqualead puede en sí misma proporcionar sanación emocional, además de física y mental; sin embargo, la nueva sanación generada por los símbolos de los Unicornios va mucho más lejos, ya que aborda las crisis personales y los problemas emocionales que rodean a las relaciones personales.

Sabine Blais

Los símbolos de los Unicornios pueden resultar especialmente útiles con víctimas de violencia física, sicológica o de abusos sexuales. Estas energías se adentran en el corazón y en la mente de la persona y permiten la liberación de dichas emociones, a las que dejan plenamente expuestas, para que así la persona pueda observar y reexaminar dichos sentimientos, que suavemente se disolverán. Cuando la gente piensa en los Unicornios se los imagina como seres de cuentos de hadas que normalmente aparecen en libros para niños. Pero en realidad estos seres son muy diferentes de la idea que proyecta la literatura infantil. Los Unicornios son seres de luz con un increíble potencial de sanación. Y ahora este potencial lo comparten con nosotros en el mundo para llevarlo a la práctica en beneficio de los demás. Estos símbolos pueden aplicarse a personas de todas las edades y utilizarse en un amplio abanico de problemas emocionales como el sentimiento de culpa, vergüenza, pena, depresión, trastornos del sueño, ira y las consecuencias de asaltos físicos y sexuales. Problemas relacionados con lo familia, problemas genéticos y conductas no deseadas pueden también tratarse con uno de los símbolos.

Los Maestros de Aqualead pueden igualmente utilizar los símbolos de los Unicornios para la autosanación. Estos símbolos constituyen una maravillosa herramienta sanadora para quienes los poseen, y algunos Maestros los utilizan exclusivamente para curarse a sí mismos. Es también un paso adelante que va más allá del nivel de Maestro Aqualead y que vale la pena analizar. Los Maestros de Aqualead no necesitan recibir nuevas sensibilizaciones para aprender y utilizar estos símbolos.

II. Sobre Queldon

Queldon es una segunda modalidad de sanación que canalicé el 31 de marzo del 2010 en Buenos Aires. Esta nueva modalidad me llegó de la misma fuente de la que procede Aqualead; sin embargo, no estuvo presente *ningún ángel* durante este proceso de transmisión. Esta energía me la envió directamente uno de mis maestros. *No* es una energía Aqualead, su misión y su propósito son en conjunto diferentes, pero aun así funciona bien en sincronía con la finalidad de Aqualead. Queldon sólo se practica en seres humanos. Su papel consiste en liberar la mente y el corazón de todo bloqueo, modelo de pensamiento o idea que pudieran bloquear niveles más elevados de consciencia y obstaculizar el desarrollo humano. Queldon ha llegado para acelerar el proceso de evolución de la humanidad misma liberándonos de estas creencias, adicciones y dependencias que nos limitan, y para hacerlo con gran poder. Es una energía elemental y la manera de practicarla difiere sustancialmente de Aqualead. En primer lugar en Queldon no hay símbolos y el motivo es claro: durante el proceso de transmisión no se me dio símbolo alguno. Esta energía puede únicamente ser enviada a seres humanos, a una persona cada vez. A diferencia de Aqualead, la sesión no implica la imposición de manos sobre la persona, la técnica es en conjunto diferente.

Pero lo que hace a Queldon tan especial es su increíble poder y el rápido desplazamiento dimensional que genera en su entorno inmediato. La vibración de Queldon es tan elevada que tardé un año en entenderla plenamente y empezar a utilizarla. La enseñé por primera vez a mi primer alumno de Queldon, Andrés, el 24 de febrero del

2011. Posteriormente compartí Queldon con otros amigos y Maestros de Aqualead, como Marian y Lupe en Martínez, así como con Roberto, Claudia y Claudio en la ciudad de Buenos Aires. A esta energía le agrada estar sola; no se practica con cristales ni con ninguna otra modalidad o símbolo. La información escrita respecto a esta modalidad es muy escasa, ya que es la energía misma la que actúa como maestro. Esta energía se caracteriza por la intensidad de su presencia, casi como si de un ser consciente se tratara. Y esta presencia se deja sentir en una sesión de Queldon, y de forma ininterrumpida cuando una persona se inicia a ella. Creo que esta energía ayudará a curar muchos elementos negativos que detienen el progreso de la humanidad, como son la avaricia, el egoísmo, el deseo de controlar a los demás y el ansia de dinero.

Como se trata de una energía elemental, Queldon, al eliminar estos bloqueos y estas barreras, nos ayuda a recordar la importancia de recordar quiénes somos y de dónde venimos. Queldon transporta nuestra consciencia a un nivel más elevado e iluminado y nos invita a orientarnos hacia el cuidado y la protección del planeta. Queldon se considera por lo tanto una forma de sanación más perfeccionada que Aqualead, en una forma que se centra en elevar la consciencia humana y en allanar el camino hacia una manera de pensar más objetiva. Aborda los modelos de conducta y los hábitos humanos, así como nuestra tendencia dar las cosas por descontadas sin ninguna reflexión ni duda. Y, con harta frecuencia, abordar estos modelos significa volver a nuestro pasado para así encontrar su origen.

Esta abstracta modalidad de sanación, de una elevada vibración energética, como es Queldon, ha planteado una nueva exigencia para los sanadores Aqualead, en concreto para los que estaban a la altura de la misma. Para poder aprender Queldon se ha de tener como mínimo el segundo nivel de Aqualead y esperar al menos seis meses para aprender y usar esta energía. Esta demora es necesaria para que las energías de la segunda iniciación de Aqualead se asienten y se consoliden en la persona. También da tiempo para que la persona decida si realmente quiere aprender y practicar Queldon. No todo el mundo puede aprender esta energía. Hay que mostrarse dispuesto y estar preparado para recibir una iniciación de Queldon. La energía es muy intensa y actúa de maneras muy difíciles de describir, por lo cual es preferible que los alumnos que aspiran a Queldon realicen una sesión de prueba en persona o a distancia para así hacerse una idea previa de la energía. Hay dos niveles de Queldon: practicante y Maestro. El nivel de Maestro de Queldon existe esencialmente con el fin de que la modalidad se perpetúe y se expanda. Los Maestros de Queldon no disponen de más destrezas que los practicantes, simplemente tienen la capacidad de enseñar y de impartir las iniciaciones. Aunque Queldon es una modalidad que se enseña, en el mundo son muchas menos las personas que practican Queldon que las que practican Aqualead. Tras salir de Argentina en junio del 2011 al año enseñé Queldon a un reducido grupo de personas aquí en Canadá y posteriormente en Islandia en junio del 2013. En junio del 2013 había tan sólo 81 Maestros de Queldon en el mundo, 70 de ellos en Argentina, cinco en Canadá y seis en Islandia.

Mientras aún vivía en Buenos Aires viajé a Rosario, Santa Fe y a Capilla del Monte para impartir ambos niveles de Queldon en junio del 2011. Nuestra amiga Liliana estuvo entre los primeros Maestros de Queldon iniciados en Rosario, y actualmente sigue enseñándolo. Claudio puso en marcha muchos linajes en Buenos Aires e inició a los primeros Maestros de Queldon de la ciudad de Córdoba. Esta modalidad no sólo se practica con o se enseña a adultos. Aun cuando Queldon constituye una modalidad aparte, se considera afiliada al Programa Aqualead, ya que el segundo nivel de Aqualead es requisito previo para aprender Queldon. No obstante, esta maravillosa e impresionante energía se sigue considerando una entidad completamente independiente en sí misma.

A continuación añado una lista de verificación para los practicantes de Aqualead que aspiran a aprender Queldon. Espero que esta lista les resulte de utilidad y ayuda y que muestre la importancia de estar preparado y de tomar una decisión consciente antes de aprender esta modalidad. Incluyo también algunos consejos para los Maestros de Queldon antes de que impartir una clase.

Consejos para alumnos de Aqualead para ayudarles a prepararse para Queldon:
- Practiquen y estudien el segundo nivel de Aqualead.
- Envíen sanación a distancia.
- Impártanse a sí mismos una sesión de Aqualead, centrándose en el corazón.
- Mediten, con los símbolos de Aqualead o sin ellos.
- Prueben una sesión de Queldon o reciban una sesión a distancia de Queldon por lo menos una vez.
- Observen su propia energía, y la de los demás.
- Tengan en cuenta sus pensamientos e intenciones.
- Beban agua y sean frugales con la comida.
- *Consejos para Maestros de Queldon antes de dar clases:*
- Asegúrense de que el alumno tiene el segundo nivel de Aqualead desde hace como mínimo seis meses.
- Practiquen la sesión de autosanación Queldon.

- Pregúntense si el alumno está preparado para recibir una sensibilización de Queldon.
- Observen la energía del alumno.
- Durante la clase de Queldon transmitan la intención de que la iniciación puede servir al bien más valioso.
- Para aprender el nivel de Maestro el practicante de Queldon deberá esperar dos meses como mínimo.

III. ACTIVIDADES CON CRISTALES

Aqualead y los cristales guardan una gran afinidad. Aqualead es una energía de elevadas vibraciones que nos devuelve a la Tierra, y los cristales proceden de la Tierra; las piedras preciosas son por lo tanto una herramienta de gran utilidad en la sanación energética. Y en la práctica de Aqualead el uso los cristales es constante, por no decir esencial en ocasiones. Los cristales se pueden usar de muchas maneras, como por ejemplo para reforzar el efecto de una energía determinada o para dirigir o amplificar la energía. Pueden también crear un espacio protector para las actividades de sanación, transmutar vibraciones más bajas, o pulir o purificar otras piedras. Lo normal en las actividades de sanación es usar los cristales colocándolos sobre el *chakra* de una persona. Se pueden también hacer *elixires* dejando un cristal determinado en agua durante varias horas: las propiedades sanadoras de los cristales quedan entonces absorbidas en el agua, que a continuación se usa para sanar. Los cristales pueden también cargarse con determinada energía sanadora y mediante su exposición directa al sol o a la luna llena; en este sentido las piedras preciosas pueden considerarse *pilas naturales*. Tienen la sorprendente capacidad de almacenar y de retener energía.

De entre esta amplia gama de usos que poseen los cristales su principal utilización en Aqualead es el envío a distancia de energía durante un periodo de tiempo prolongado. Hay también un cristal asignado a cada uno de los símbolos, un cristal que los sanadores pueden decidir utilizar en sus actividades de sanación energética. Los cristales de cuarzo transparente son conductores naturales de energía y son los que más a menudo se utilizan en la sanación energética. Conducen, dirigen, amplifican y purifican la energía y, colocados en un círculo o en una red, pueden crear un espacio de energía protectora. Los cristales son también fáciles de programar para enviar energía a distancia. Algunas de las piedras que me gusta usar en mi trabajo con la energía son la amatista, uno de mis cristales favoritos. Esta piedra preciosa de color violeta tiene la capacidad de transmutar energías negativas inferiores y ejerce un efecto especialmente protector mientras se realiza una actividad energética intensa. Alberga también una vibración energética muy espiritual y crea una vibración favorable para el sueño y para la meditación. Otra piedra que me gusta usar es el cuarzo rosa. Este encantador cristal rosa atrae el amor, el hechizo y sana el corazón y las emociones. Resulta especialmente apropiada en tiempos difíciles de confusión y de crisis. Es ideal para su uso en la sanación a distancia, ya que envía vibraciones de amor y de perdón a la situación o a las personas implicadas. Encuentro que el cuarzo rosa es también un gran cristal para los niños.

La citrina es una gema positiva y alegre que elimina la tristeza y el dolor y que aporta confianza y fortaleza interna. La cornalina es excelente para afrontar y purificar la ira, el desespero y el resentimiento. Cada cristal alberga sus propias propiedades sanadoras y, cuando el sanador de cualquier disciplina incorpora estas piedras a su práctica, los beneficios se multiplican por diez. Usar cristales es mi método más frecuente de enviar energía cuando estoy en casa. Aqualead funciona especialmente bien con los cristales y las piedras parecen encajar a la perfección en el marco natural que Aqualead crea. Me encanta mostrar cristales a los nuevos alumnos de Aqualead y siempre dejo que la gente los tenga en sus manos para que puedan así sentir su vibración. Siempre me sorprende el gran número de personas, incluso que imparten sanación, que no están familiarizadas con los cristales. Creo que tener unos conocimientos mínimos de los cristales constituye una *necesidad,* no sólo para los sanadores energéticos y practicantes holísticos sino también para el público en general. Incluso si no se practica ninguna modalidad de sanación energética el uso de los cristales es en sí mismo muy beneficioso para todos y evitaría a muchos altos niveles de estrés y otros problemas de salud.

Personalmente nunca salgo de casa sin alguno de mis cristales. En casa, en el trabajo o en la escuela de música siempre estoy rodeada de piedras preciosas. Después de haber trabajado tanto tiempo con cristales a menudo pienso que estos minerales poseen realmente una vida y una voluntad propias. Y en algún momento de su vida una persona puede atraer a un cristal determinado, y el cristal puede salir de esa persona una vez cumplida su misión. Los cristales siempre fascinan a las personas que nunca los han visto antes. Me resulta especialmente agradable presentar cristales a la gente por todo el mundo y muy a menudo, cuando les muestro un cristal, me hacen la pregunta inicial: *¿Qué es esto?* Esto me apunta la necesidad de someter a la sociedad a una mayor exposición a las piedras sanadoras. Son las embajadoras de la Tierra. Aprender a utilizar la energía de las piedras significa moverse con el planeta mismo, desde debajo de su superficie.

Me fascinan incluso las rocas o los cantos rodados ordinarios de un bosque. Las rocas albergan un elemento de solidez y de eternidad. Los minerales transportan la historia de la Tierra y la sabiduría de la naturaleza. También resuenan con los seres naturales y elementales, todos los cuales resuenan con ellos. Otro papel importante que desempeñan los cristales es el enraizamiento. Nos ayudan a mantener nuestra conexión con el suelo y con la Tierra, con lo cual nos evitan sentirnos *desconectados,* mientras ejercitamos la meditación o tras la misma, o cualquier tipo de actividad espiritual o energética.

IV. Otras herramientas: Meditación, autosanación, uso de aceites esenciales, de música y de canto.

En la presente sección examino otras herramientas que los Maestros de Aqualead han utilizado y que siguen usando en su práctica. Esto puede también ser de utilidad para quienes carezcan de experiencia en actividades de sanación o que sientan curiosidad y quieran saber más al respecto. He añadido todas estas técnicas con las que he experimentado, trabajando con otros Maestros de Aqualead mientras residía en Argentina. La experiencia demostró ser de gran utilidad e iluminadora, y sigo utilizando la mayor parte de ellas de forma cotidiana.

Meditación
Para mí la meditación constituye la forma más esencial y fundamental de práctica espiritual. Es un magnífico

ejercicio para todo el mundo, y muy fácil de realizar. El Programa Aqualead incluye meditación en todos los niveles de Aqualead. Desde la primera clase se somete al alumno a una meditación. Descubrí que meditar era utilísimo para todos nosotros en lo referente a la asimilación de la energía, al mejor conocimiento de los símbolos y a dejar que simplemente nuestra energía fluya con la nueva energía añadida por Aqualead.

Autosanación

En todos los niveles de Aqualead se insta a los alumnos a practicar la sesión de autosanación. En clase es a menudo esta forma de sanación la que indico a mis alumnos que practiquen. Practicarla en la clase reviste especial importancia para los alumnos, que así se dan cuenta de que pueden hacerlo, a la vez que proporciona una experiencia directa con la energía. Sirve para aumentar la confianza de los principiantes y es a la vez una magnífica herramienta de sanación para los practicantes y Maestros experimentados. Sigo impartiéndome a mí misma sesiones de sanación de Aqualead siempre que lo necesito. Es parte de nuestro cuidado personal. Nos ayuda a mantener centradas y equilibradas nuestra energía y nuestras emociones.

Uso de aceites esenciales

No soy desde luego ninguna especialista en el ámbito de la aromaterapia. Sin embargo, posteriormente mis guías asignaron a cada símbolo de Aqualead un aceite esencial, lo que también demostró ser especialmente beneficioso. No he dejado de usar aceites esenciales y mis favoritos son el del árbol del té y los aceites de lavanda. Inhalar simplemente el aroma del aceite tiene en sí mismo propiedades terapéuticas. Se pueden también añadir una o dos gotas de aceites esenciales a un vaso de agua para ingerir así sus propiedades sanadoras. Estos aceites se absorben fácilmente por la piel y son magníficos para el masaje. Siempre tengo aceite de lavanda por toda la casa y, en momentos de fatiga y de agobio, me unto con aceite las manos y la cara. El efecto reconfortante y relajante es inmediato.

El incienso es otra de mis debilidades. Aunque el incienso se quema y no se aplica a la piel no hay nada como el aroma de una barrita o de un cono de incienso o contemplar un hilillo de humo que asciende por la habitación. La fragancia parece tener un claro efecto sanador y una presencia purificadora en el lugar en que se quema. Mis inciensos favoritos son la madera de sándalo, *Palo Santo* (en forma de madera natural) y rosa.

Música y canto

Por mi formación como profesora de *Kundalini Yoga* siempre se me enseñó y concienció de la importancia del sonido en la meditación y en la sanación. El sonido es un excelente vehículo de vibraciones energéticas. Ya sea mediante la música, las señales o el canto, el sonido tiene un poderoso efecto sanador, que depende de la tonalidad y de la altura de la nota. Cada uno de nuestros chakras tiene su propia vibración, desde la más baja hasta la más alta. Traducidas a música podemos acoplar estas vibraciones desde la nota más baja en el chakra raíz (el más bajo) hasta la nota más alta en el chakra corona (el más alto). La terapia sonora constituye por lo tanto un método de sanación muy valioso e interesante.

Entre los instrumentos que se suelen usar para generar estos sonidos sanadores están los cuencos, campanas, gongs y otros instrumentos tibetanos. Tocar el tambor ejerce también un poderoso efecto y se utiliza en sanaciones y ceremonias chamánicas. Tuve la oportunidad de meditar y de practicar la energía Aqualead con grupos de practicantes y de Maestros mientras algunos de ellos utilizaban diversos cuencos en la habitación. El efecto era poderoso. No hace falta decir que otros instrumentos musicales tendrán también un efecto terapéutico. La música interpretada con guitarras, tambores, violines y las canciones también llegan al alma y se combinan a la perfección con la práctica de Aqualead. En una reunión con otros Maestros de Aqualead en el 2011 cantamos los nombres de algunos de los símbolos de Aqualead en forma de mantras. Cantábamos lentamente cada sílaba del nombre y la manteníamos mucho tiempo, y pude descubrir que transportaba el sonido de una manera interesantísima.

V. Viaje al interior de la consciencia

Sanar con la energía Aqualead demostró ser una aventura no sólo en el entorno con los elementos dela naturaleza sino también en el universo interno. Ha hecho que mucha gente practique un nivel más elevado de desapego hacia el mundo material y adopte una manera más sencilla de hacer las cosas. Gracias a Aqualead he aprendido que *menos es más*. En vez de adquirir objetos materiales y de aspirar a una mayor riqueza material aprendí a valorar y a estar agradecida a los elementos de la naturaleza, los alimentos que ingería y a cada vaso de agua. Apreciaba cada cosa en cada momento, mientras aumentaba mi gratitud a cualquier cosa que me llegara, por pequeña que fuera. De hecho, al adoptar esta actitud, conseguí atraer mucho más de lo que pudiera esperar, y aprendí a desprenderme y a eliminar de mi vida cosas inservibles.

Todo ello demostró ser un valioso ejercicio tanto de humildad, como en el arte de vivir el día a día a pesar de las apretadas agendas y de vivir en una ajetreada ciudad metropolitana. Por algún medio, y con la presencia de Aqualead, logré crear a mi alrededor un oasis de naturaleza con cosas sencillas como plantas, cristales, meditación con Aqualead, música, artesanía y dibujando esbozos. Disponía de mi propio refugio y, mientras conectaba mejor con el mundo de las Hadas, pronto me di cuenta de que no era necesario retirarse a un bosque a centenares de quilómetros para encontrar a los seres elementales. Se aparecían diminutos entre las hojas de mis plantas. Por la noche podía verlos en los altos árboles de las calles de Buenos Aires. Veía que estaban allí entre nosotros y que los árboles, los parques y los jardines de las ciudades seguían siendo parte de su hábitat.

Mientras estaba en el pequeño cuarto de estar de mi apartamento de Buenos Aires sentía tras de mí la presencia de los dos mismos seres elementales, apoyados contra la pared. Los seres elementales se podían comunicar y compartían parte de sus conocimientos conmigo. Les hacía preguntas y ellos me respondían de forma paciente y reflexiva. Había otros seres que se aparecían en forma de pequeñas manchas de luz que revoloteaban pacíficamente sobre los cojines que tenía puestos en el suelo. También podía ver pequeñas chispas de luz entre las hojas de mis plantas junto a la ventana. Este retiro interno con la presencia de los seres elementales me proporcionaba un viaje interior que yo seguía sin temor ni vacilación. Es éste un camino que no me arrepiento de haber seguido. Aunque nunca imaginé que pudiera conectar con Gnomos y Elfos con tanta facilidad, ahora me doy cuenta de que todo esto estaba destinado para mí, y jamás cambiaría esta parte de mí misma por nada del mundo. Mi mundo está de hecho entrelazado con el suyo. Somos uno.7. *Refugio paso a Luz,* en Quebrada de Luna, provincia de Córdoba, noviembre del 2009. Esta fue la primera vez que enseñé Aqualead a un grupo de 17 alumnos en el centro de Argentina. En esta foto aparecen los primeros Maestros de Aqualead de Rosario, Santa Fe.

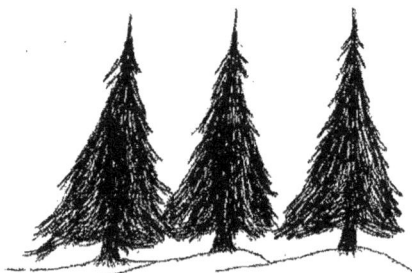

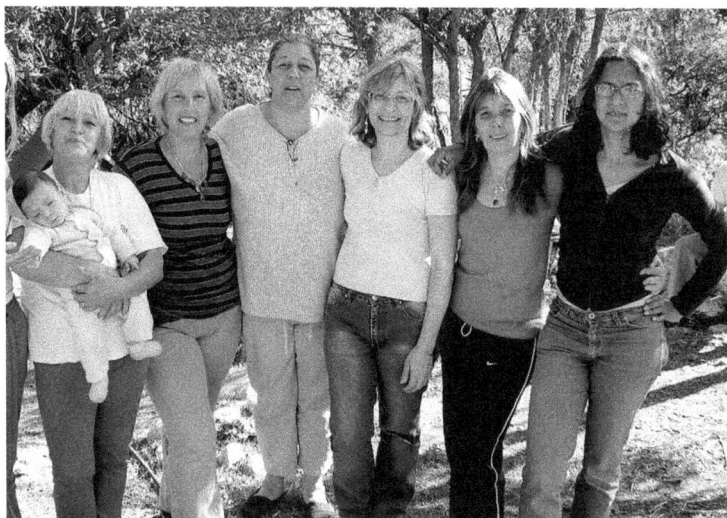

7. Refugio paso a Luz, en Quebrada de Luna, provincia de Córdoba, noviembre del 2009. Esta fue la primera vez que enseñé Aqualead a un grupo de 17 alumnos en el centro de Argentina. En esta foto aparecen los primeros Maestros de Aqualead de Rosario, Santa Fe.

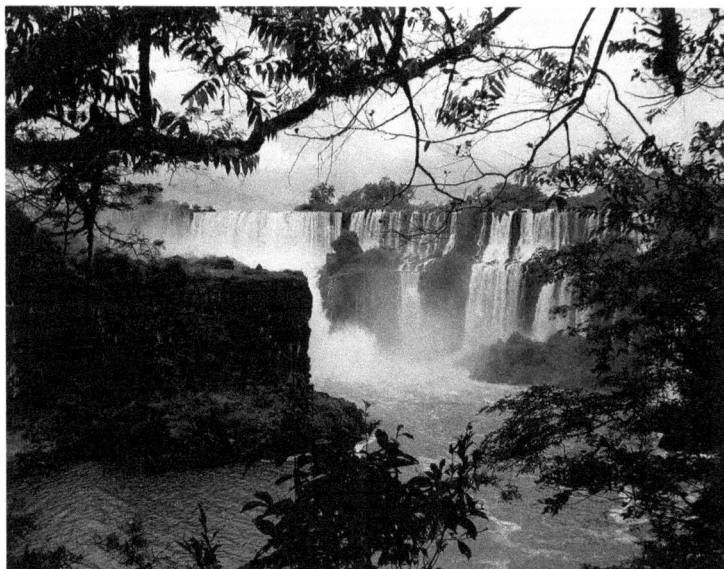

8. Cataratas del Iguazú, en el Parque Nacional Iguazú en enero del 2010 en la provincia de Misiones, Argentina. Tres veces más grandes que las Cataratas del Niágara, este enorme depósito de agua en la frontera con Brasil se mostró receptivo a la energía Aqualead.

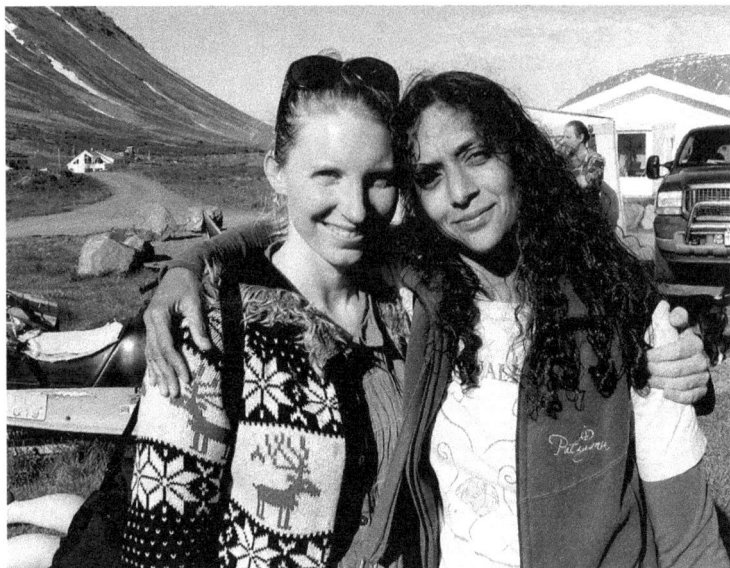

9. Mi buena amiga y Maestra de Aqualead Maria Shanko, en Islandia.

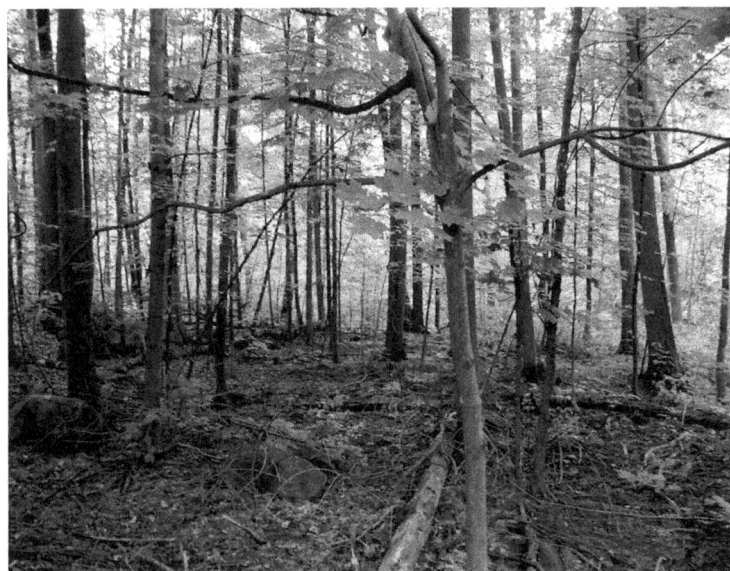

10. De vuelta a casa, Aqualead se mezcla a la perfección con los bosques y ríos de Canadá, como por ejemplo estos bosques de arce del Parque de Gatineau.

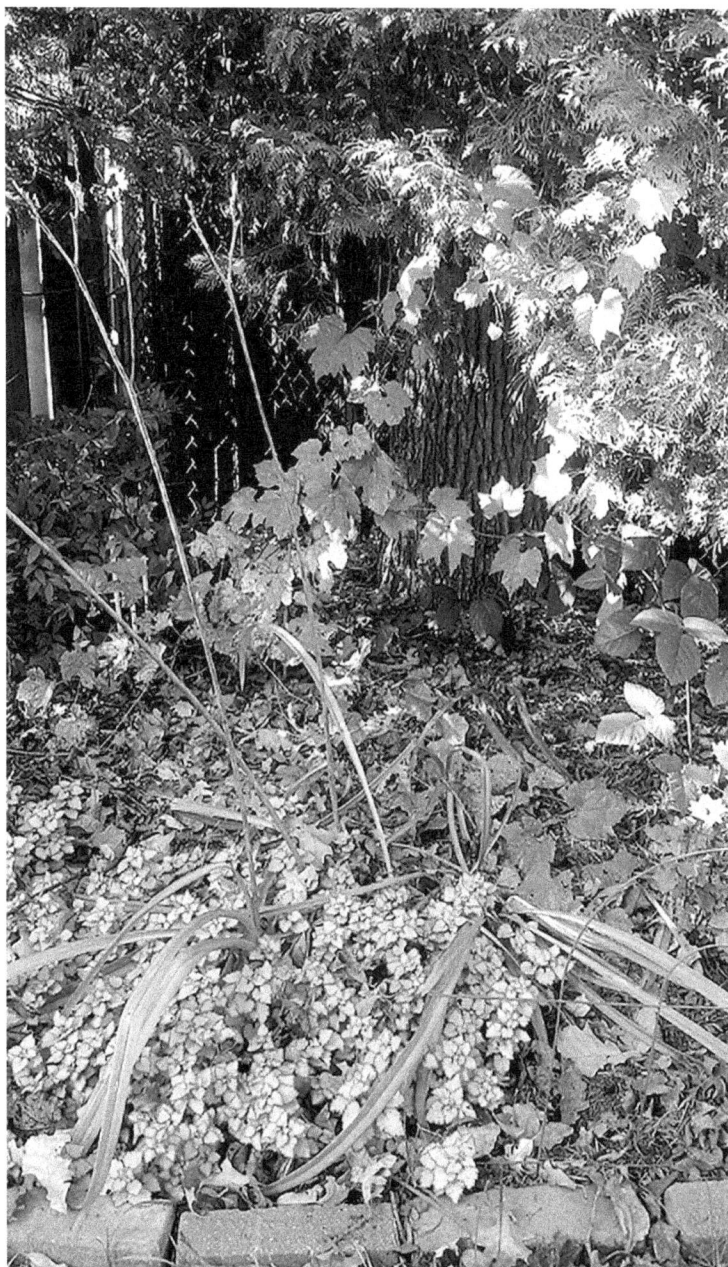

11. No hay ningún lugar comparable al jardín, sobre todo en el esplendor del otoño en octubre.

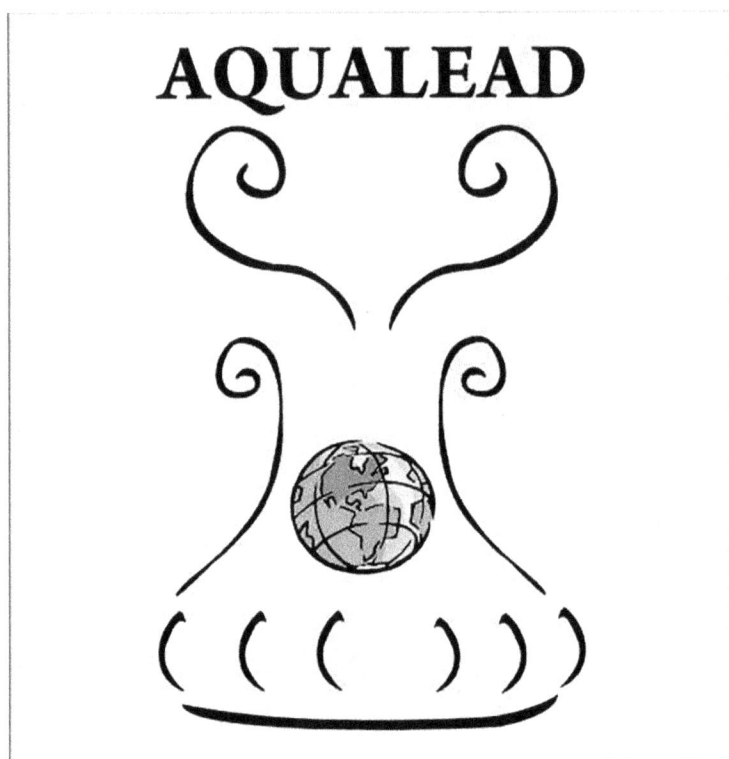

12. El logotipo oficial de Aqualead, creado en Buenos Aires, Argentina, en el 2009.

Tercera Parte

El Retorno A La Naturaleza

Capítulo VII

La Importancia De Los Seres Elementales

I. Conexión con el reino de los Elfos

Aun cuando los siento conmigo constantemente, a veces se me recuerda la presencia de los Elfos a mi alrededor. Empiezo a ver una manchita de luz en la sombra o en la oscuridad, como una chispa: aparece y desaparece de forma instantánea. En ese momento no hay ninguna otra fuente de luz en la habitación y la manera en que aparecen y desaparecen me trae a la memoria las luciérnagas que vi en el patio cuando era más joven, revoloteando entre los árboles. Me asombraba al contemplar las luciérnagas cuando aparecían como Hadas, cruzando graciosamente el jardín por entre los árboles, sus cuerpos brillando con una luz clara y resplandeciente en las noches de verano.

Los Elfos me proporcionan esa misma sensación mágica cuando están cerca. También me recuerda la importancia de trabajar con ellos cuando están cerca, de prestar atención a su sabiduría y de centrar nuestros esfuerzos en la protección de la naturaleza y en mostrar nuestro respeto hacia todas sus criaturas. Los seres elementales son seres de Luz, y equivalen a ángeles. La principal diferencia radica en que los seres elementales no viven entre los humanos y su finalidad es diferente. Estos seres viven específicamente en hábitats naturales o en cualquier lugar en el que existen los elementos de la naturaleza. Su finalidad es proteger y defender la naturaleza, y especialmente los árboles. Muchos seres elementales también defienden a los animales o centran sus esfuerzos en proteger una zona concreta de un hábitat natural. Los hay que viven en el agua y en los océanos, que se esforzarán por proteger las ballenas, los delfines y otros animales marinos.

Los seres elementales ejercen un gran poder sobre los elementos dela naturaleza, la mayoría de los cuales están infravalorados. Son seres de una dimensión más elevada que la nuestra, mientras que al mismo tiempo se hallan en el mismo marco temporal; su vibración energética es por lo tanto de una frecuencia mucho más elevada que la de los humanos. Son capaces de desviar corrientes de aire y de crear ráfagas de viento; pueden igualmente mover el agua, crear tempestades y agitar los mares. Estos fenómenos tal vez no sean explicables o creíbles para la ciencia. Muchos escépticos rechazarían inmediatamente la idea de atribuir a los seres elementales muchos de los movimientos de la Tierra. Sin embargo esto es lo que he observado: algunos seres elementales, y especialmente los Elfos, poseen grandes poderes y una inteligencia superior, hechos que el mundo humano no conoce ni ve.

Los seres elementales se presentan de formas y tamaños muy diversos y van más allá de lo que podamos imaginarnos de su reino. Los elementales que he localizado pueden aparecer muy diferentes entre sí. Los seres de la naturaleza tienen también la capacidad de cambiar y de presentarse de forma diferente; por ejemplo: algunos pueden aparecer con el aspecto de un animal, o pueden también tener aspecto humano. Sin embargo siempre podemos distinguir la forma original del ser elemental, ya que será su aspecto predominante. Los Kelpies son un ejemplo de lo anterior: son caballos Célticos de agua y suelen aparecer en forma de un poni blanco o negro por las orillas de los ríos, aunque pueden igualmente tener aspecto humano para atraer de esta manera a los viajeros que se desplazan cerca del agua. Algunos seres elementales pueden adoptar la forma de insectos tales como abejas, avispas, mariposas y determinados pájaros. Algunos tipos de seres elementales poseen la extraña capacidad de disfrazarse en forma de rocas, de piedras o de montañas. Los hay que pueden presentarse con un tamaño mayor o que pueden adquirir dimensiones colosales, como si fueran Gigantes. Otros pueden parecer poco atractivos o antiestéticos, como los Goblins y los Trolls. Los seres elementales pueden también asustar con su presencia e incluso mostrarse hostiles hacia los humanos; los seres de la naturaleza que intimidan a los humanos son normalmente guardianes de un lugar o de una zona determinados, y los protegen contra los intrusos. Esto no significa necesariamente que sean malvados o que estén relacionados con entes espirituales negativos.

Hay también diversos tipos de seres elementales, a los que denominaré *razas* diferentes. Los más frecuentes son las Hadas, término que se refiere a un tipo de ser elemental, sin embargo, la palabra Hada se ha usado también para designar a todos los seres elementales. Otros seres elementales frecuentes y conocidos en la cultura popular y en el folclore son los Gnomos, los Duendes, los Enanos y los Gigantes. Los términos *Gnomo, Hada seres elementales* han adoptado tantas formas y variantes según la cultura, el folclore y la lengua del lugar que resulta difícil saber quién es quién, según sea el país o el lugar. Hay por ejemplo muchas variantes del familiar ser elemental que mora en los hogares, según sea la tradición. En Inglaterra se les conoce como Brownies, en Alemania Kobolds, en el folclore eslavo Domovoy y en Escandinavia Tomte. Es difícil determinar si estos seres constituyen realmente razas diferentes de seres elementales o si son simples variantes de un ser elemental común. Sin embargo, algunos de ellos presentan características comunes que los definen más como un tipo elemental de seres naturales por sí mismos.

Las Hadas se suelen dejar ver en las hojas de plantas de menor tamaño y les encanta sentarse en las flores. Como suelen ser de menor talla, les gustan las zonas de sombra situadas bajo las hojas, también les agradan las ramas frondosas de los árboles de hoja perenne. A veces las veo entre los cedros de nuestro patio de atrás, cerca de la casa. Muchas Hadas adoptan una forma femenina, sin embargo, las Hadas pueden también aparecer con forma masculina, mientras que otras carecen de género específico. Estos seres pueden mimetizarse con los árboles o incluso entrar a formar parte de uno, otros pueden tener ramas u hojas que se extienden desde su cabeza o sus miembros. Las Hadas son seres elegantes y luminosos y están muy extendidas por diferentes zonas del mundo. Existe también una relación entre las Hadas y los elementos aire, fuego, agua y tierra. Están profundamente enraizados en su entorno y mantienen con su presencia los elementos fundamentales de la naturaleza.

Los Gnomos son también de tamaño reducido, con una altura de entre tres y dieciocho pulgadas, y parecen de mayor edad. A menudo llevan barba, son inteligentísimos, hábiles e ingeniosos, que trabajan con ahínco y total entrega hacia la naturaleza. A menudo se les denomina *Gente Pequeña*.

Desempeñan un papel esencial como cuidadores, se ocupan delas plantas, de los árboles y de los jardines. Se ocupan también de los animales y ayudan a los que se encuentran en dificultades. Los Gnomos se encuentran en prácticamente todos los continentes, aunque pueden adoptar formas y nombres diferentes. Pueden construir casitas, muebles, puentes y usar carros y carretillas.

Los Elfos son seres altos y elegantes, de tamaño humano, aunque algunos pueden ser más bajos. Disponen de grandes poderes y de grandes dotes de sanación. Su vibración energética suele ser más elevada que la de otros seres elementales. Son muy inteligentes y su grado de sabiduría es en general superior al de otros seres elementales. Les encanta la música, cantan ya veces se puede oír el eco de sus voces en los bosques, tienen también notable habilidad manual y pueden fabricar objetos diversos, como instrumentos musicales, ropa y estructuras de construcción. Los Elfos son prácticamente invisibles en los bosques y en sus casas.

Los Enanos son bajos, rechonchos, y habitan sobre todo bajo el suelo y bajo las montañas. Muestran una gran simpatía hacia l rocas y piedras. Fuertes y resistentes, pueden cavar túneles y cámaras bajo tierra durante años y años. Viven en grupos familiares estrechamente unidos y trabajan con una combinación de los elementos fuego y tierra. Son magníficos herreros.

Los Gigantes son seres enormes y espléndidos que desempeñan un papel sin parangón en el mundo. Vigilan y custodian la historia de la Tierra. Estrechamente conectados con las rocas y piedras, los Gigantes también pueden transmutarse y adoptar la forma de una montaña o de una ladera. Son muy longevos y su altura puede fluctuar desde nueve pies hasta varios centenares. Muchos pueden causar terremotos e intervienen en los ciclos de las montañas y de los volcanes. Otras razas conocidas de seres elementales son los Pixies, los Leprechauns y las Sirenas.

Los seres elementales son seres físicos vivos, aunque algunos presentan características similares a las entidades espirituales. El término *espíritus de la naturaleza* tiene probablemente que ver con su mayor grado de inteligencia y con su inherente invisibilidad. Los seres elementales son invisibles e imperceptibles para la mayoría de las personas, lo que los hace difíciles de analizar o de describir de forma concreta. Por todo el mundo ha habido múltiples avistamientos de seres elementales, pero hace falta tener una percepción más aguda e intuitiva para poder verlos conscientemente. El concepto de seres naturales o elementales choca con el vertiginoso ruido urbano de nuestro mundo. Los seres elementales tienen una larga vida, cientos de años, los hay que pueden llegar a ser inmortales; cada tipo de ser elemental tiene su propia vibración energética, y los que presentan una vibración energética de mayor intensidad pueden durar un periodo de tiempo más determinado o más breve. Los seres elementales serían los más estrechamente relacionados con vibraciones luminosas más elevadas. Detentan poderes que nos resultan difíciles de entender, sin embargo, sus capacidades son reales.

A pesar de los avances de la humanidad y de la urbanización los seres elementales seguirán enviándonos señales de su presencia y de que las fuerzas invisibles de la naturaleza todavía no se han extinguido. Hay una raza más adelantada de seres elementales que viven bajo tierra y que en tiempos habitaron en la superficie de la Tierra, pero que se vieron forzados a retirarse debajo de la superficie cuando la raza humana empezó a proliferar. Esta antigua raza de seres se llama *los Sidhe*, y en Irlanda se les conoce como la *Buena Gente*. Pueden comunicarse con nosotros y recordarnos su presencia.

II. RODEADOS POR EL MUNDO DE LAS HADAS

A pesar del escepticismo, la presencia de los seres elementales ha quedado atestiguada por los mortales humanos desde hace siglos. En muchas culturas, tradiciones y mitologías diferentes los seres elementales han hecho acto de presencia de una u otra forma. La presencia de los seres elementales siempre ha formado parte de la cultura humana, sin que la gente se percatara de ello. La mitología del *Hombre Verde* es de sobra conocida, junto con la tradición de *Santa Claus* y del Elfo de Navidad. Las *Ninfas*, que son deidades naturales femeninas, gozan de gran arraigo en la mitología griega. Los cuentos de hadas de los hermanos Grimm, Hans Christian Andersen y los ricos folclores escandinavos e islandeses rebosan de historias de Gnomos, Hadas y Duendes. Por todo el mundo los Seres de la Naturaleza parecen haber dejado huella y durante siglos haber inspirado a la humanidad con su bendición, ya en época tan lejana como en la obra de Shakespeare *El sueño de una noche de verano*. En esta obra clásica, Oberon es el rey de las Hadas y de los Elfos, que viven en un bosque. La creencia en los seres elementales está estrechamente relacionada con antiguas creencias Célticas, con el paganismo y con formas indígenas de vida. Parece que proceden de una manera de vivir que implica honrar las fuerzas de la naturaleza y prestar atención a sus pistas y señales. Implica igualmente una visión holística del mundo y de la naturaleza, en vez de ver el mundo natural como una amenaza o como algo que necesita ser contenido o controlado.

Parece como si los seres elementales siguieran estando constantemente a nuestro alrededor, a pesar de la creencia humana de ser la especie que domina la Tierra. Durante millones de años ha habido en la Tierra seres elementales, mientras que la existencia de los humanos es relativamente corta, creyéndose estar solos en Ella. Mientras tanto estos seres elementales tienen probablemente cientos de años y siguen entre nosotros. ¿Estarán esperando el próximo y radical cambio? ¿Saben algo sobre el destino y el futuro de la humanidad? Sólo ellos conocen la respuesta. Dado que el tejido del planeta es de origen mineral son muchos los seres elementales que viven bajo tierra y debajo de las montañas. Están conectados con todos los cristales de la Tierra y durante millones de años han sido custodios de su historia.

La presencia de los seres elementales nos sirve a la humanidad para recordar que no estamos solos, incluso si así lo creemos. Los humanos no somos la única raza inteligente de la Tierra, y cada vez resulta más necesario que seamos conscientes de nuestros actos, que tienen consecuencias en la vida de los demás. Los seres elementales nos recuerdan que la humanidad no es una isla aislada de este planeta y que no podemos reclamar poder alguno sobre el mismo. Pertenecemos a la Tierra y no somos más que una parte de esta antigua urdimbre de vida. Los seres están entre nosotros y a nuestro alrededor para aportar al mundo una luz diferente y para mantenernos conectados con los mundos mágicos en los que moran. Hay muchas maneras de conectar con las energías de los seres elementales y de trabajar con ellos a la hora de proteger y de cuidar la naturaleza. Utilizar Aqualead resulta especialmente útil para dicho propósito.

III. AQUALEAD Y EL REINO DE LOS SERES ELEMENTALES

Existe una gran afinidad entre las actividades de los practicantes y Maestros de Aqualead y el mundo de los seres elementales. Ambos tienen el mismo nivel de consciencia para con la situación del planeta y están deseosos de y preparados para actuar con el objeto de abordar estos problemas. Es más: las energías con las que trabajan los Maestros de Aqualead son parecidas a las energías de los seres elementales. Algunos de los símbolos de Aqualead ejercen un efecto extraordinario sobre las Hadas, cuya presencia y poder refuerzan. La energía les presta un gran servicio y les permite hacerse más visibles, más fuertes y más perceptibles a la inferior dimensión humana. El símbolo de Aqualead utilizado para las plantas y para la agricultura en el segundo nivel presenta también una notable afinidad con el mundo de los seres elementales, y atrae a las Hadas. Era frecuente oír a alumnos de Aqualead contar que empezaban a ver Gnomos en sus casas o avistar Hadas en sus jardines o macetas.

La presencia de Aqualead y el trabajo de las asociaciones Aqualead permiten que los seres elementales trabajen en equipo con ellos para contribuir al reequilibrio del planeta. A cambio, los seres elementales pueden también trabajar con los practicantes y Maestros de Aqualead para alcanzar un objetivo común. Esto hace que el trabajo de sanación ejercido sobre el planeta sea mucho más eficaz, interactivo y dinámico. Desde la llegada de Aqualead y con la mejor percepción de los seres elementales se ha producido por todo el mundo un gran desplazamiento y transporte de energía. Empezamos a ver dos mundos que convergen, el humano, mortal, y el de los seres elementales, a medida que los humanos empiezan a alcanzar una dimensión más elevada. Resulta mucho más fácil trabajar con la raza elfica y de otros seres elementales para establecer un puente hacia un mayor grado de comunicación y de comprensión.

Espero y confío en que Aqualead ayudará a reducir este desajuste energético entre los humanos y otros seres. Actualmente se está produciendo un tremendo choque de energías a medida que se logra la adaptación a una dimensión más elevada. A algunos esta adaptación les resulta difícil y penosa: tal vez la energía de Aqualead les ayude a resolver el enorme conflicto entre los intereses humanos y la supervivencia y el equilibrio de los ecosistemas de la Tierra. Esta fase de transformación por la que está pasando el mundo puede verse considerablemente intensificada e incluso agudizada por este nuevo equilibrio. Enviar sanación Aqualead a distancia implica trabajar directamente con las energías de los seres elementales y aunar con ellos nuestros esfuerzos. También significa reconocer su presencia, al devolver a la esencia y la magia de la naturaleza a lugar al que pertenecen, lo cual no significa desautorizar a la raza humana, sino simplemente equilibrar el excesivo uso de la fuerza por parte de la humanidad para establecer su posición en el mundo. El mundo natural no debe verse comprometido en esta ecuación, y es aquí donde tiene que ocurrir el equilibrio.

Capítulo VIII

Relaciones Con Los Animales

1. Tendiendo puentes

El tema de la sanación de los animales en el ámbito de Aqualead suele ser un asunto delicado. Para la mayoría de las personas la sanación de los animales se centra en perros y gatos domésticos y en la relación que mantienen con sus amos humanos. Sin embargo, en Aqualead curar animales va mucho más allá y es mucho más profundo. En tanto que modalidad centrada en la defensa de la Tierra y en la sanación del entorno, la energía ha sacado a la luz determinadas verdades y problemas relacionados con el tratamiento de los animales, que no resultan agradables de observar. Aunque Aqualead promueve reforzar la conexión con los animales, la comunicación y el trabajo con los mismos, la energía también ha puesto de manifiesto las realidades que rodean al astronómico nivel de crueldad que impregna la sociedad humana. Es aquí donde la energía de Aqualead pone a prueba los límites del entendimiento humano y nos hace ver que hay aspectos de las costumbres humanas que *deben cambiar* si se pretende establecer la paz y el equilibrio en la Tierra. El ritmo de este proceso de transformación depende de cuánta gente desee cambiar, y de con qué facilidad se liberen de determinadas tradiciones y costumbres. Es aquí donde Aqualead puede ayudar a transformar esta situación y transmutar en más Luz y compasión estas energías inferiores y agresivas.

Para cambiar una situación lo más probable es que la *energía* de la misma necesite cambiarse para lograr un resultado más positivo. Puede parecer difícil de entender cómo las actividades de sanación energética pueden alterar el curso de los acontecimientos, pero con todo *sí que pueden*. En la sanación energética todo cuenta, y cualquier energía sanadora que se envía se acumula y se hace más poderosa hasta que los resultados comienzan a manifestarse. La luz tiene muchas maneras diferentes de entrar en el mundo para realizar en él su función, por lo cual es difícil predecir la manera en que ocurran estos cambios, así como la progresión y el marco temporal en que se produzcan. Por este motivo la sanación energética es un tema tan difícil de comprender para muchos, ya que estas sutiles energías actúan de maneras que escapan al control del sanador. Al igual que otras energías sanadoras, la energía Aqualead es *inteligente* y puede actuar de un modo que supera los conocimientos y la comprensión del sanador que la transmite. Este concepto se aplica también al ámbito dela sanación de los animales y de la protección de los mismos frente a todo daño.

En el primer nivel de Aqualead se inicia al alumno en el símbolo de la *comunicación animal*. Haber situado este símbolo en el primer nivel de Aqualead, para principiantes, no es mera coincidencia. Parece que conectar con los animales y fomentar la empatía hacia ellos es tan fundamental como llevar a cabo el trabajo energético en el agua y purificar espacios verdes. La energía de este símbolo no funciona sanando el agua, sino más bien mediante la comunicación y la consciencia de los animales. Este símbolo se utiliza para reforzar la comunicación con los animales y mejorar nuestra capacidad de conectar con sus pensamientos y de percibir su estado emocional. La adopción de este símbolo en el Programa Aqualead aumentó considerablemente nuestra sensibilidad hacia el reino animal y yo había recibido innumerables mensajes sobre los animales y sobre la necesidad de prestar atención a sus angustiosas llamadas causadas por el sufrimiento. A medida que se expande la consciencia personal aumenta la comprensión y el entendimiento respecto al tratamiento de otras criaturas, así como el deseo de poner en libertad a los animales en cautividad. Esta percepción es inherente y a la vez fundamental en Aqualead.

En Aqualead entender la libertad de los animales y su derecho a la vida es un hecho automático. Comprender que los animales tienen derechos fundamentales es un hecho de aceptación general y constituye un sencillo paso para mostrar respeto a otras criaturas vivientes. Este respeto aumentará cuando nos demos cuenta de que en realidad no somos una especie superior a las demás y de que debemos ceder espacio para que prosperen otros ecosistemas y hábitats. Si queremos sobrevivir como especie debemos aprender a modificar y a cambiar nuestros hábitos de tal manera que no vulneren el derecho de otras especies a vivir en un estado de total libertad. Debemos reflexionar sobre determinados temas, como por ejemplo nuestro modelo de *agricultura animal,* que implica la manipulación genética, la crianza y el sacrificio de miles de millones de animales. Necesitamos reexaminar estas prácticas innecesarias y el grado de daño causado al medio ambiente, la crueldad con los animales y el enorme desperdicio de alimentos y de agua que crea. Es en este aspecto donde un mayor grado de consciencia puede arrojar algo de luz sobre estos temas y producir un mejor resultado para todos los seres vivos de la Tierra.

Sabine Blais

Los mataderos crean una cadena interminable de pena y de sufrimiento para los inocentes animales. Las actividades de sanación energética pueden por un lado aumentar el grado de compasión de los humanos, y por otro ayudar a proteger a estos animales y espero que también a liberarlos de este tipo de tratamiento. Y mientras haya animales en cautividad y objeto de experimentos, o explotados en zoos, circos y acuarios, será muy difícil que la especie humana evolucione y supere este nivel de egoísmo. La sanación necesita producirse desde el ángulo de la ruptura con los modelos que dificultan la evolución. Y es esto último la barrera y el obstáculo más difíciles de superar por el bien de y por el amor hacia los animales de la Tierra. Sé que mucha gente se muestra a la defensiva y se enoja cuando se les expone a estas realidades. La mayoría de las personas tienen un animal doméstico en su casa y a la vez apoyan las industrias más crueles y destructivas del mundo. Ello representa una frecuente contradicción que genera un conflicto emocional cuando sale a la luz. Y los cambios surgen desde el seno de la sociedad, con los consumidores.

La energía de Aqualead se centra claramente en el tema de los animales y de su bienestar. Los animales son los hijos de la Tierra, a la que protegen. Ya desde el primer nivel se hace ver a los alumnos la importancia de esta idea y de este sentimiento respecto a los animales y a la necesidad de respetarlos. Sin embargo la sanación y las actividades relacionadas con los animales no siempre resultan un trabajo agradable. Tenemos que ver el inmenso sufrimiento de estos animales, que desgraciadamente son usados y consumidos en estas diferentes industrias como si se tratara de meros objetos. Éste es un tema de especial importancia que Aqualead pone de manifiesto para que todo el mundo pueda darse cuenta de su existencia. Sanar la Tierra e incluir en la ecuación a los animales no se limita a mostrar una caja llena de gatitos y, más allá de las relaciones que las personas mantienen con sus perros y gatos domésticos, la consciencia y la sensibilidad suelen terminar ahí. Es aquí donde empieza a establecerse un sentido más elevado de la justicia y donde más necesaria resulta la entrada de la luz, por el bien y la supervivencia de la fauna salvaje y de otros infortunados animales.

II. Equilibrando los ecosistemas

Aqualead es una energía sanadora pero al mismo tiempo presenta un poderoso aspecto protector. Por este motivo enviamos tanta Aqualead a las especies en peligro; por ejemplo a los animales que desgraciadamente son víctimas de la caza furtiva para obtener su marfil. En este caso el centro de atención de la sanación deberá también enviarse a quienes generan la demanda de este cruel comercio. El ámbito de la protección Aqualead puede también dirigirse a todas las ballenas y a los delfines que se pescan de forma innecesaria. Todas estas especies animales que son víctimas del ataque de los humanos se beneficiarán de la energía, que esperamos les ayude a evitar su extinción. La energía puede también concienciar sobre la fragilidad de estos ecosistemas que la raza humana no cesa de atacar y de saquear. Cualquier desequilibrio en la naturaleza y en sus ecosistemas puede tratarse con Aqualead, pero puede que se necesite algún tiempo para que se empiecen a ver los resultados, sobre todo a escala planetaria. Como parte del equilibrado del planeta los ecosistemas son un componente esencial del entorno natural, ya que constituyen el movimiento de la vida y del agua en el planeta.

Cualquier desequilibrio en nuestro mundo que tenga que ver con las poblaciones animales está directamente relacionado con la actividad de los humanos. En los océanos este desequilibrio está estrechamente relacionado con la pesca comercial, que ha adquirido unas dimensiones gigantescas y abusivas. Esta pesca que se realiza con redes ha contribuido a la asfixia de los delfines, de los tiburones y de las ballenas que quedan atrapados en ellas. Esto ha desestabilizado los ecosistemas marinos al tiempo que el sacrificio comercial de tiburones para obtener sus aletas ha vaciado aún más los océanos. Esta avaricia y el hiperconsumo masivo han dado como resultado el persistente agotamiento de la vida en la Tierra. Y este hiperconsumo es absolutamente innecesario y dañino para el frágil entramado de especies vivas, que han tardado millones de años en evolucionar y prosperar. Perjudiciales y tóxicos, los productos químicos han contribuido también a la destrucción de la impoluta vida marina, al igual que las prospecciones petrolíferas en el mar. He enviado a los océanos grandes dosis de energía Aqualead; este nivel de actividad energética tiene también que ponerse en práctica en la sanación en grupo y con la ayuda de cristales. Sigo sin embargo constatando que la energía Aqualead funciona con gran poder en todos los océanos, que son la cuna de la evolución.

Lo anterior pone claramente de manifiesto la necesidad de un enfoque más preciso de una sanación energética centrada en el agua misma y en la totalidad del planeta. Se hace necesario enviar grandes dosis de sanación energética; la sanación en grupo resulta especialmente eficaz a la hora de tratar estas situaciones. Puede que la energía no evite estas situaciones de forma inmediata; sin embargo, cambiar la energía inherente a la situación puede ser un buen comienzo.

Del mismo modo, se puede igualmente liberar la violencia absorbida por el agua para de esta manera librarla de esta contaminación y ayudar al medio ambiente a volver a un nuevo y original estado de pureza. Cualquier esfuerzo cuenta, por pequeño que sea, y no debemos infravalorar el efecto que una sola persona pueda ejercer en el resto del mundo.

Aqualead aborda directamente estos problemas y, cuanta más energía se envíe por todo el mundo, más posibilidades habrá de defender la fauna salvaje y de protegerla frente a los abusos perpetrados por los humanos. Aqualead ha llegado para enseñarnos el arte de la sencillez y, al reducir nuestros niveles de consumo, *todos salimos ganando*. Al evitar determinados productos peligrosos de producir para los animales y para el medio ambiente salimos ganando no sólo en nuestra propia salud: somos todos los que nos beneficiamos evitándole a la Tierra más contaminación, cambio climático y desforestación.

Todos salimos ganando si nos alimentamos en una escala más baja de la cadena alimentaria y si evitamos la carne y otros productos animales, todo lo cual mejorará nuestra salud, nuestra seguridad y asegurará una mayor higiene en lo que ingerimos. Las plantas, los granos, las semillas y los frutos secos ofrecen una fuente de proteínas igual a la de los músculos y órganos animales; los frutos secos y las verduras constituyen una abundante fuente de calcio en vez de la leche de vaca. Es fácil obtener leches de plantas como la soja, las almendras, el coco, la avena o las semillas de girasol y se pueden adquirir en los supermercados. También pueden elaborarse en casa con una licuadora.

Los humanos son la única especie de la Tierra que mantiene la práctica de consumir la leche de otras especies y hacer de ella su propio alimento. A pesar de haber crecido en un entorno que la apoya, es ahora cuando encuentro esta práctica extraña y absolutamente ilógica. Los adultos *no necesitan* beber leche, ya que está específicamente formulada para satisfacer las necesidades del hijo. La leche de una madre lactante está destinada exclusivamente para las necesidades de sus criaturas. Los mamíferos producen la leche para asegurar la protección, el sustento y los anticuerpos *de sus propias criaturas*, para de esta manera asegurar su supervivencia en las primeras etapas de la vida. Es ésta la función natural dela leche, una sustancia cuyo destino no es convertirse en producto de consumo ni fuente nutritiva de una especie ajena para su consumo durante la madurez simplemente por placer. Y esto es aún más innatural si se produce a escala industrial, en que millones de vacas son explotadas, artificialmente inseminadas y alejadas de sus terneros para matarlos. Esta extraña y costumbre de usar la leche de otras especies para el consumo humano tiene que ser seriamente reexaminada y reevaluada. Debemos tener en cuenta la procedencia de estos productos que adquirimos en los supermercados, *cómo* se obtienen y su repercusión en la salud humana, y a continuación preguntarnos: *¿realmente vale la pena?*

Evitar los alimentos obtenidos de los animales puede ser una cuestión de preferencias, pero si elegimos este tipo de consumo y dejamos de tener en cuenta a los animales estaremos optando por honrar a la Tierra y a los animales de una manera real y genuina. Al adoptar pequeños cambios en nuestros hábitos cotidianos podremos vivir en un planeta más sano y equilibrado en el que podamos respirar un aire más limpio y beber agua libre de peligrosos productos químicos. Además de esto los animales vivirán libres y respetados, mientras todos nos beneficiamos de vivir en un mundo más pacífico. También nos proporciona la tranquilidad de saber que de esta manera dejamos este legado a nuestros hijos y nietos por siglos y siglos.

Durante miles de años los humanos han practicado la caza para sobrevivir. La mayoría, por no decir todas las culturas aborígenes, han practicado la caza durante siglos por los mismos motivos. Es perfectamente comprensible que las sociedades aborígenes cacen para sobrevivir, sobre todo si viven en un entorno difícil, como durante los largos inviernos del norte. Las culturas nativas que cazaban antes de la llegada de los europeos a América cazaban únicamente lo que necesitaban con armas rudimentarias, y esta práctica se ejercía con respeto, ya que no implicaba la crianza ni el maltrato de animales a gran escala. La sociedad moderna se ha alejado considerablemente de este antiguo modo de vida en armonía con la naturaleza. Parece que hemos perdido la sensibilidad hacia la ingesta de la carne de animales que nunca hemos visto vivos, o que nosotros mismos hemos matado. Esta distancia para con los animales y los elementos ha contribuido a crear un desequilibrio en la sociedad, que nos ha hecho dar por descontados determinados productos. Nos hemos también alejado de la finalidad inicial de la caza, ya que ahora la caza de animales se practica como deporte despiadado en el que se dispara a los animales con armas de fuego para a menudo dejarlos heridos.

III. Curando el especismo

He aquí una definición del término *"especismo"* procedente de *es.wikipedia.org/wiki/Especismo*

Especismo

'El *especismo* o *especieísmo* es un término acuñado

en 1970 por el psicólogo Richard D. Ryder lo aplicó para describir la existencia de una discriminación moral basada en la diferencia de especie animal. Entre los humanos, la representación más común del especismo es el anthropocentrismo moral, es decir, la infravaloración de los intereses de quienes no pertenecen a la especie *Homo sapiens.*

Algunos científicos como Richard Dawkins han hablado en contra del especismo.'

Este término fue acuñado por Richard D. Ryder en 1970, durante sus campañas contra la utilización de animales en experimentos de laboratorio. El término fue más tarde empleado por Peter Singer en su libro *Animal Liberation,* publicado en 1975. Este término apenas se usa en el vocabulario inglés y no se suele ver ni leer en los medios de comunicación habituales. Sin embargo, se refiere a la *discriminación de otras especies.* Los temas de la discriminación racial, sexual y religiosa y el sexismo ya se han planteado y ha salido a la luz pública. Se trata de problemas cuyo ámbito se limita a nuestra propia raza humana. Pero cuando empezamos a extender nuestra compasión más allá de nuestra propia especie las cosas parecen más complicadas. Estoy convencida de que no hay nada que no pueda transformarse y curarse. Sólo es una cuestión de tiempo y de concentrar los necesarios esfuerzos allí donde sean necesarios.

Aqualead es de gran utilidad a la hora de abordar estos temas filosóficos relacionados con los derechos de los animales. Estamos aquí entrando en el reino de las ideas y de las escuelas de pensamiento, que llevan a muchas sociedades a considerar a los animales como objetos inanimados carentes de inteligencia, sentimientos o del derecho a ser respetados. El símbolo de la agricultura de Aqualead es magnífico para aumentar el grado de compasión hacia los animales. Cuando se combina con el símbolo de la comunicación animal puede ser de gran ayuda para que las personas sean más conscientes de otros seres que tienen sentimientos. El símbolo de transformación es también ideal, ya que se trata de un concepto abstracto que procede de los reinos de la naturaleza, del agua y de los árboles. Puede ayudar a transformar y disolver maneras anticuadas de pensar y preparar el camino a nuevas maneras de pensar y de ver a los demás. En este sentido Aqualead es una herramienta muy útil, ya que puede ayudarnos a relacionarnos con los demás y a mostrar más interés hacia ellos. Esta manera de sanar alcanza a los que verdaderamente la necesitan, y no solamente a los que tenemos cerca, como fuente de bienestar.

Podemos observar un avance de la humanidad hacia un mayor grado de consciencia y una evolución general en la manera de pensar de los humanos. Se han superado muchos obstáculos y se han roto algunas barreras. Este progreso ha supuesto décadas de esfuerzos y una serie de revoluciones y campañas a menudo sangrientas por parte de activistas como catalizadoras del cambio social. Los cambios se han producido, pero el despertar ha sido lento y a menudo a costa de las vidas de activistas de los derechos humanos que se enfrentaron a la discriminación y a la ignorancia generalizada. Sin embargo, a la raza humana se le plantea ahora un problema más serio en lo referente a extender aún más los límites. Esto también implica darse cuenta de que esclavizar animales y mantenerlos en cautividad contra su voluntad es a todas luces inaceptable y una violación de sus derechos.

Todo esto plantea también, a través del concepto del especismo y de la discriminación de los animales, la puesta en duda del derecho de propiedad sobre otro ser inteligente.

Considerar a otra especie como especímenes prescindibles en un laboratorio constituiría igualmente una violación de estos derechos. Las vidas de los animales no son menos importantes ni inferiores a las de los humanos, por lo cual no es aceptable utilizar a estos seres como objetos de laboratorio en la investigación sobre enfermedades, fármacos o cosméticos, en lo que se suele denominar beneficio dela humanidad. El beneficio y la seguridad de estos animales, entretanto, quedaría ignorado, negado y sin ser respetado. Parece fácil y cómodo hacer la vista gorda a este tratamiento de los animales, pero tenemos que ver esto de manera objetiva. El amor hacia los animales se extiende después a todas las criaturas, ya que no quedan en el olvido *todos* estos animales mantenidos en cautiverio en tiendas de animales, circos, granjas-factoría, centros de investigación y acuarios de todo el mundo. La energía de Aqualead ya ha ido a ellos; no se olvida ni se deja atrás a ninguno.

Ésta es la formidable tarea de sanación que tenemos que llevar a cabo con la energía y contribuir a llenar este vacío de malentendidos, y por lo tanto no permitir que se vuelva a tolerar en nuestro mundo este egoísta tratamiento de los animales. Sin embargo, con más cooperación y participación por parte de todos aumentará nuestra fortaleza y nuestro número. Cuanta más energía enviemos más sanación podrá conseguirse, y se podrá generar una mayor consciencia y sensibilidad durante el proceso. En el ámbito de la formación en Aqualead no se requiere que los practicantes y los Maestros sigan una dieta vegetariana o vegana. Sin embargo, la energía guiará a menudo a las personas en esta dirección, ya que algunas personas empiezan a expresar un sentimiento repulsivo hacia la carne, los huevos o los productos lácteos.

Capítulo IX

Entre Los Árboles

I. Visión chamánica del mundo

Se han podido establecer parecidos entre la práctica y el ideario de Aqualead y el chamanismo de los Nativos Americanos. *El chamanismo* es la práctica en la que la persona puede alcanzar un nivel de consciencia más elevado y encontrarse con seres sobrenaturales; el chamán puede también tener acceso a diferentes energías que puede canalizar para practicar rituales, adivinación y sanación. Aun cuando Aqualead no es una religión, crea un estrecho vínculo con la naturaleza y con sus elementos. También nos enlaza con los seres elementales, a los que a menudo se confunde con entidades espirituales. Los chamanes son sanadores naturales que poseen una conexión constante con el mundo espiritual; sin embargo, su conexión espiritual está estrechamente entrelazada con la naturaleza y con el mundo animal. Para los pueblos nativos el Espíritu está en todas partes: en los árboles, en las rocas, en los ríos y también en pájaros y animales. Los practicantes y los Maestros de Aqualead se ven a menudo atraídos por la sanación y las prácticas chamánicas gracias a la cercanía que comparten con los elementos de la naturaleza. Existen igualmente otras prácticas interrelacionadas en el chamanismo y en Aqualead, como el uso de hierbas naturales, esencias, sonido, percusión y canto. La meditación parece también ser una práctica corriente.

Dado que Aqualead favorece el reequilibrio de la naturaleza y de la vida animal la energía apoya el modo de vida de los nativos, que funciona en armonía con las fuerzas de la naturaleza. Antes de la llegada delos europeos a América, las culturas Nativas prosperaban y florecían en libertad. Vivían en armonía con la naturaleza, de la que sólo tomaban lo que necesitaban; sin embargo, este equilibrio se vio alterado con la llegada de los europeos, cuando los Pueblos Nativos fueron completamente desenraizados de su cultura tradicional y de sus modos de vida. Incluso hoy en día, en estas culturas supervivientes, representan una exigua minoría y muchos viven confinados en reservas indias. La mayoría de estas grandes civilizaciones son ahora un recuerdo del pasado en medio de la sociedad moderna, en el interior de zonas urbanas en constante expansión. Se ha enviado gran cantidad de energía Aqualead al Amazonas con el objeto de ayudar a proteger el bosque tropical y las moradas de los Pueblos Nativos. Junto con un grupo de sanadores Aqualead, la mayoría en Argentina, enviamos sanación a distancia a esta gran extensión de bosque tropical y a los interesados en explotarlo. La finalidad era protegerlo en la esperanza de frenar la desforestación, especialmente en el asunto de la presa *Belo Monte* en Brasil. En el 2010 se creó el programa *Aqualead para el Amazonas* con el objetivo de abordar estos conflictos relacionados con los derechos delos nativos y con la destrucción del bosque tropical amazónico. Personalmente pude comprobar que el símbolo de transformación era el más útil para este tipo de situaciones. Espero y confío en que la energía de Aqualead pueda ayudar a reducir estas perjudiciales actividades en el seno de estos complejos ecosistemas.

Además de defender los derechos de los nativos y su forma de vida, Aqualead también nos ayuda a todos nosotros a adoptar unas costumbres más naturales, reconociendo el mundo de la magia, de los espíritus y de las fuerzas naturales que nos rodean. Por más que la ciencia represente un mundo desprovisto de Espíritu o de alma, Aqualead devuelve al medio ambiente el *alma*. Mediante esta visión chamánica del mundo Aqualead nos hace ver a los animales como poderosos tótems, guías espirituales y seres sabios, en vez de meros objetos a nuestra disposición. La energía puede también enseñarnos a extraer más energía de nosotros mismos, en vez de depender mayoritariamente de la naturaleza. Tal vez sea el momento de acceder a nuestro propio poder personal y de aprender a generar nuestra propia energía y nuestro propio sustento, para, con el tiempo, disponer de energía que *devolver* a la Tierra en forma de agradecimiento y de medidas positivas. Es de esta manera como aprovecharemos las propiedades mágicas de los hechiceros.

II. Conversaciones con los bosques

Los árboles siempre han atraído mi atención como los esbeltos maestros y amables gigantes de nuestro planeta. Aparecen como gobernantes silenciosos que en silencio proporcionan oxígeno al frágil entramado de la vida en la Tierra. Sólo pensar que nuestro aire respirable se debe en su mayor parte a la presencia de los árboles me llena de asombro y de admiración. Esto también demuestra la perfección y la inteligencia inherentes a la naturaleza. Los árboles son esencialmente nuestros *pulmones*. Por su condición de importantes seres vivos no han tardado en convertirse en el centro de atención y de la actividad sanadora en la práctica de Aqualead. No son sólo una parte del mundo; también detentan una posición de poder por su altura, su talla, por la sombra y la protección que proporcionan y porque proveen a la Tierra de agua procedente de sus raíces y vierten oxígeno a la atmósfera. Los árboles son seres vivos que comparten su consciencia con los árboles que les rodean. Mantienen un espacio de energía mediante sus consciencia e inteligencia ocultas, así como por su capacidad para responder a la energía.

Recuerdo haber empezado a enviar energía Aqualead a los árboles y sentido que el árbol absorbía la energía con ilusionada receptividad. También recuerdo que en algunos casos, y de forma recíproca, el árbol me devolvía energía. Los árboles tienen una poderosa presencia y la capacidad de comunicarse. Me doy cuenta de que reciben, transmiten y desprender energías, y de que es posible que transmitan mensajes a otros árboles. A veces no puedo evitar pensar que los árboles son como antenas naturales que conectan la Tierra con el universo exterior. En el segundo nivel de Aqualead añadí una *meditación de árboles* para así proporcionar a los alumnos el incentivo y la oportunidad de practicar sentados junto a un árbol y establecer una conexión con el mismo. En grupos he constatado que los árboles tienden a formar una energía colectiva o consciencia de grupo y a formar un ser gigantesco, como un banco de peces o un enjambre de insectos voladores.

Un bosque es una entidad gigante, viva y que respira. La energía Aqualead promueve la conservación y la protección de los hábitats naturales para mantenerlos intactos. La actividad energética puede fácilmente combinarse con un paseo por el bosque o con una visita a un parque o reserva natural. Los árboles y las plantas se benefician también considerablemente de la presencia de cristales. El primer símbolo de sanación y el símbolo de la planta en el segundo nivel de Aqualead resultan también especialmente apropiados para los bosques, la campiña y para otras plantas que viven juntas en grupos.

III. Horticultura y reciclaje con Aqualead

Reciclar los desperdicios es probablemente la mejor manera de contribuir a mantener el medio ambiente. Estamos viendo signos de cambios positivos; por ejemplo: en algunos países y lugares se han empezado a prohibir las bolsas de compra de plástico, al tiempo que las bolsas de tejidos han vuelto para sustituirlas. El reciclaje y la transformación son un tema habitual en la sanación Aqualead, ya que la energía posee un poderoso efecto transformador y se muestra muy eficaz para transmutar energías inferiores y negativas. *Todos* tenemos algo en nuestras vidas que necesita transformarse. Este reciclado es una forma de purificarse y de liberarse de desbarajustes emocionales y físicos. De esta manera se deja espacio en nuestras vidas para energías nuevas y para invitar al universo a enviarnos nuevos comienzos. De la misma manera que el mundo necesita purificarse nuestro entorno inmediato y nuestro pasado necesitan también el mismo tipo de atención.

Hay también una tendencia cada vez mayor a reutilizar los objetos y los desperdicios para crear con ellos cosas nuevas e ingeniosas. Es posible tomar un objeto usado y acabado y transformarlo en algo diferente, en vez de comprar objetos nuevos constantemente. Un ejemplo es pintar neumáticos usados y reutilizarlos como ornamentos de huerto. Otros también han usado materiales reciclados para construir y aislar casas. Las botellas de plástico vacías pueden cortarse y hacer de ellas macetas para el huerto. Los hay que han hecho agujeros en latas metálicas vacías para transformarlas en linternas. Las posibilidades son ilimitadas, y estos usos alternativos de materiales reciclables pueden ser la solución para aprovechar y gestionar los desperdicios y obtener objetos nuevos confeccionando y trabajando sobre objetos antiguos y desechados. Los objetos desechados de la casa o del huerto se convierten de esta manera en obras de arte de fabricación casera y en el producto de una ingeniosa destreza. Todo ello es parte del proceso de creatividad y de transformación.

La agricultura casera también crece y se expande. Cada vez son más los que sienten el deseo de cultivar sus propios productos agrícolas en su casa e incluso de compartirlos con los vecinos. La horticultura y la agricultura urbanas podrían ser el futuro de muchas ciudades e incluso de centros urbanos de mayor tamaño. La horticultura constituye una excelente manera de poner en práctica la energía Aqualead. Es una actividad elemental que nos relaciona con las raíces del suelo y de las plantas. Es también una actividad divertida para los niños. Al incorporar la energía de Aqualead en la horticultura y en la plantación de árboles, el acceso al huerto puede convertirse en una experiencia mágica que muchos han percibido. Cargar con Aqualead al agua utilizada en la horticultura es igualmente una excelente manera de utilizar la energía; es una gran idea utilizar en el agua el símbolo medioambiental antes de regar el huerto y los árboles.

Plantar arbustos, plantas perennes y árboles es una actividad divertida y creadora, aunque hacerlo en macetas es igualmente gratificante. Mis hierbas favoritas son la menta, la citronela, el eneldo y la lavanda. Las resistentes rosas están también entre mis favoritas, junto con las frambuesas, las fresas y la grosella. El romero y el pimiento son fáciles de cultivar en macetas y nos brindan la oportunidad de trabajar en el huerto, incluso en el espacio más reducido. Parece como si hubiera una sinergia natural entre la energía de Aqualead y el acto de plantar algo en la tierra. También refuerza la conexión con los seres elementales del huerto, que nunca están demasiado alejados. La horticultura casera para la cocina proporciona igualmente alimentos orgánicos nada más salir dela puerta. Las lechugas y los tomatitos *cherry* son muy fáciles de cultivar y de compartir con los demás. Es una situación en la que todo el mundo sale ganando. La energía Aqualead parece estimular al mundo a hacerse más natural al añadir y crear más vida vegetal y espacios naturales limpios.

La frescura natural puede también crearse en interiores. La mera presencia de plantas de interior en la casa es suficiente para cambiar la energía dentro de la misma y para crear un ambiente más natural. Las plantas de interior mejoran la calidad del aire de una casa o de un apartamento y absorben energías inferiores. Son muchos los que han comentado la influencia que Aqualead ejerce en una planta que parecía estar muriendo y que revivió de forma casi inmediata simplemente tras proceder a la imposición de manos sobre la planta con el símbolo fundamental de sanación.

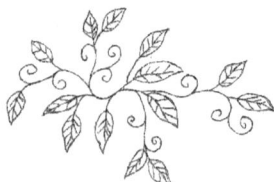

Epílogo

La presencia y la práctica de Aqualead en el mundo ya ha tenido una considerable repercusión en su entorno. El uso de Aqualead presenta múltiples facetas, como la superficie de un diamante. Sanar el agua es sólo el principio de la gran cantidad de cambios y de nivel de consciencia que esta nueva energía puede aportar a nuestras vidas y al medio ambiente. Contemplo estos últimos años con agradecimiento y con cierta nostalgia; los primeros cinco años de la historia de Aqualead marcan el principio de una nueva era; sin embargo, estos primeros años de descubrimiento y de cambio ya no volverán. Parece que hemos superado una fase inicial decisiva y, una vez establecido el método de sanación, está claro que es el momento de seguir avanzando por este camino que se ha abierto ante nosotros.

Para mí no se trata de un camino individual: es el camino individual de todo el mundo, y, a la vez, un camino que todos compartimos. A medida que Aqualead sigue creciendo, nosotros también crecemos. Y con cada impulso de crecimiento se hace necesaria una reordenación, que puede causar problemas de crecimiento, como ocurre con la crianza de un niño. A medida que avanzamos en este nuevo viaje con Aqualead seguimos aprendiendo nuevas experiencias y maneras de ser. Y este viaje no podría realizarse sin todos los que se interesaron por este increíble y memorable proceso.

Hoy en día Aqualead sigue prosperando y expandiéndose por diferentes zonas del mundo. Sin embargo, el proceso parece ser más lento aquí en Norteamérica. Es seguro que existe un motivo para ello y no voy a poner en duda esta mayor lentitud aquí en el Norte. Concentro mis esfuerzos en enviar sanación a distancia y en trabajar con cristales; me veo más bien centrándome en los niveles sociales y medioambientales a distancia, con la energía. Cuando los alumnos están preparados me llaman para concertar una fecha de clase. Hay cosas que tardan más tiempo en lograrse, y yo respeto este elemento temporal. Parece que la modalidad ha puesto fin a su rápido ascenso inicial y se está ahora estabilizando en su altura habitual de crucero. Parece que Aqualead está ahora firmemente aposentada y establecida en el mundo y que progresa gracias a su propio impulso. El 13 de noviembre del 2013 había aproximadamente un total de 1,367 Maestros de Aqualead en todo el mundo. La energía parece conocer de antemano dónde necesita expandirse y a qué ritmo; yo me limito a seguir las señales de la energía, y espero que ésta seguirá llegando al corazón de muchas personas por todo el mundo.

Cuanta más gente conozca y aprenda Aqualead más serán los que puedan emplear esta increíble nueva energía que está abriendo nuevas posibilidades para un futuro mejor. A medida que aumenta por todo el mundo el número de practicantes de Aqualead más cambios podrán producirse en todas partes. Entonces a la Tierra, a los océanos y a las especies se les puede presentar la oportunidad de sobrevivir y de continuar prosperando durante siglos y siglos. Si a usted le interesa aprender Aqualead y desea encontrar un Maestro en su zona, visite la sección de contacto de la página en Internet aqualeadinstitute.org, o envíe un correo electrónico a aqualead1@gmail.com.

Sabine Blais

APÉNDICE I

Los Principios de Aqualead

1. El objetivo de la energía Aqualead es sanar la Tierra y restaurar el estado de equilibrio natural del planeta.

2. Los practicantes y los Maestros de Aqualead son personas que han recibido formación y la iniciación o las iniciaciones necesarias para poder practicar y enseñar la sanación energética Aqualead.

3. Las sesiones y las clases de Aqualead son gratuitas. Sólo se aceptarán donaciones voluntarias.

4. Aqualead defiende a los árboles, la vegetación y la fauna en libertad; todas las cosas vivas tienen el derecho a vivir libres y sin ser molestados en su propio entorno natural.

5. Aqualead fomenta la conservación, el reciclaje y la agricultura sostenible.

Apéndice II

Doce consejos prácticos para mantener la Tierra sana y verde

Recicle papel, plásticos, basura no orgánica y todo lo demás.

Recicle ordenadores usados, dispositivos electrónicos y cartuchos de tinta usados en tiendas de ordenadores o de suministros de oficina; las pilas usadas se pueden reciclar en los principales almacenes de ferretería. Utilice pilas recargables y un cargador; cuando vaya a la compra utilice bolsas de tejido reutilizables en vez de plástico.

Composte los desperdicios alimentarios y demás residuos orgánicos.

He aquí un excelente método para reducir los desperdicios de cocina y crear suelo para el jardín. Hay municipios que recogen materiales de compostaje.

Hágase vegetariano: sustituya las proteínas animales

Puede comer hamburguesas vegetales, galletas, pasteles, helado y crema de chocolate que no contengan productos animales. Hay muchísimos libros de recetas vegetarianas y vegetarianas integrales que ofrecen ideas sencillas y fáciles de poner en práctica. Al comer productos de la parte inferior de la cadena alimentaria reduce la contaminación, la crueldad contra los animales y el desperdicio de agua y de cereales utilizados en la producción de carne; comer huevos y pescado no es ser vegetariano.

Adquiera ropa que no proceda de animales y cosméticos que no hayan sido probados en animales.

La PETA (Gente para el Tratamiento Ético de los Animales) tiene una página en Internet que expone una lista que puede descargar de empresas que prueban sus productos en animales, y de otras que no lo hacen. Puede comprobarlo en la siguiente página de Internet: petalatino.com/consumidor-compasivo-comprar-sin-crueldad; el Comité de Médicos para una Medicina Responsable es también un magnífico recurso: pcrm.org/factsheets/resources/pcrm-recursos-en-espanol.

Apoye a los granjeros orgánicos: compre alimentos y productos agrícolas orgánicos.

Al apoyar los alimentos libres de pesticidas fomenta una agricultura segura y responsable, y a la vez protege a las abejas y a otros insectos que polinizan las plantas. También alienta a los granjeros orgánicos.

Cultive sus propias hierbas, frutas y verduras - en macetas o en el suelo.

La menta, la lechuga y las fresas son siempre alimentos favoritos; es una magnífica actividad para los niños.

Plante más árboles, arbustos y plantas perennes en el patio.

Plante un pequeño bosque en su residencia, los árboles proporcionan sombra y refugio, y atraen pájaros y mariposas.

En las ciudades utilice transporte público o bicicletas.

Contribuirá de esta manera a aligerar el tránsito, y al mismo tiempo a reducir el ruido y la contaminación.

Reduzca el consumo de electricidad apagando las luces y desconectando aparatos que no utilice.

Si todos reducimos el consumo de electricidad de forma cotidiana lograremos marcar la diferencia en el medio ambiente.

Evite utilizar insecticidas, herbicidas y otros productos químicos en su casa o en los alrededores.

De esta manera mejorará su salud, evitará la contaminación del suelo y del agua y protegerá a los animales, pájaros e insectos. Para más informaciones sobre mejor cuidar el medio ambiente y la fauna, visitar: wwf.es.

Utilice productos de limpieza y de higiene personal biodegradables y naturales.

El vinagre blanco, el aceite del árbol de té y el zumo de limón constituyen unos magníficos ingredientes para productos de limpieza naturales.

Ayude a recoger basura y desperdicios en los bosques.

Siempre me sorprende lo que encuentro en el suelo mientras paseo por espacios naturales, y lo que recojo por el camino (lleve siempre guantes de trabajo si lo hace). Los programas de limpieza de las orillas de los ríos son también una magnífica actividad social.

BIBLIOGRAFÍA

Briggs, Katharine. *Diccionario de las hadas:* José Olañeta Editor, 2003.

Emoto, Masaru. *Mensajes del agua - la belleza oculta del agua:* Libros De La Liebre De Marzo, 2004.

Hall, Judy. *La biblia de los cristales: Guía definitiva de los cristales:* Gaia Ediciones; Edición: 1, 2007

Lübeck, Petter & Rand. *El Espíritu de Reiki: Un manual completo sobre el sistema Reiki del Dr. Ushui:* Uriel, 2013

Moorey, Teresa. *La biblia de las hadas:* Gaia Ediciones; Edición: 1, traductora María del Mar Cañas, 2009

Sobre La Autora

Sabine Blais nació en Ottawa, Canadá, en septiembre de 1971. Se graduó en Literatura Francesa y Filosofía en la Universidad de Ottawa entre 1990 y 1995. La autora ha publicado *The Psychic's Guide, Volume I: An Introduction to Psychic Development* en el 2005, así como Women *of the Earth: Healing Oracle Deck* en el 2006. Desde el 2006 es maestra de Karuna Reiki y es profesora certificada de yoga Kundalini.

En el 2006 la autora dejó Canadá y se fue a Buenos Aires, Argentina, donde residió cinco años. Fue allí, en agosto del 2008 donde, y de forma inesperada, canalizó una nueva modalidad de sanación energética llamada Aqualead, que empezó a enseñar por toda Argentina. Se trata de una nueva energía que sana el agua presente en los seres vivos y por todo el planeta. Volvió a Canadá en junio del 2011, a la zona de Gatineau, donde sigue enseñando Aqualead, mientras viaja y escribe.

En agosto del 2013 Sabine fundó su propia editorial para dar salida a sus libros y trabajos de arte, llamada *Silgerond Press*. También pinta, toca el violín y la flauta y realiza actividades sanadoras a nivel medioambiental. Desde hace ocho años es vegana - vegetariana estricta- y mantiene su interés por los derechos de los animales y por temas relacionados con el medio ambiente.

Si desea más información sobre sus publicaciones visite Silgerond Press: Silgerond.blogspot.com. Es también fundadora y directora del *Centro International de Aqualead,* una organización sin ánimo de lucro; si desea información sobre Aqualead y el Centro, cuya sede está en Canadá, visite: aqualeadinstitute.org.